Jörg Schiemann

Apps für Nierenkranke

Ein Ratgeber mit Anleitungen

(Android-Version)

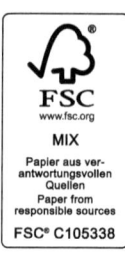

Bibliografische Information der Deutschen Nationalbibliothek:

Die Deutsche Nationalbibliothek verzeichnet diese Publikation in der Deutschen Nationalbibliografie; detaillierte bibliografische Daten sind im Internet über http://dnb.d-nb.de abrufbar.

© 2020 Jörg Schiemann
Herstellung und Verlag:
BoD – Books on Demand, Norderstedt.

ISBN: 978-3-7504-3228-4

Liebe Leserin, Lieber Leser,

als Patient mit einer chronischen Nierenerkrankung besuchte ich im Herbst 2018 das *Forum Dialyse und Nierentransplantation* für Patienten am Klinikum Augsburg.

Ich muss zugeben, ich war entsetzt und konnte es kaum glauben, als in einem Vortrag auf dem Forum berichtet wurde, dass internationalen Studien zufolge 40% der Abstoßungen von transplantierten Nieren an sogenannter mangelnder Adhärenz liegen, das heißt an falscher oder nicht erfolgter Einnahme von Medikamenten.

Aber diese Aussage bedeutet nicht, dass die Patienten bewusst falsch mit Medikamenten umgehen und so wissentlich eine Abstoßung riskieren. Auch ich kenne Situationen, in denen ich zum Beispiel feststellte, dass ich Medikamente vergessen habe auf eine Reise mitzunehmen oder sie durch Sonneneinwirkung, die ich unterschätzt hatte, unbrauchbar geworden sind. Ich denke, solche Situationen sind nie ganz zu vermeiden.

Also stellte ich mir die Frage, was ich selber tun kann, um das Abstoßungsrisiko durch Fehler bei der Tabletteneinnahme zu minimieren. Schnell wurde mir klar, dass Digital Health Anwendungen in diesem Kontext hilfreich sind. Apps können beispielsweise die benötigte Tablettenanzahl für eine Reise inklusive Puffer ausrechnen oder mich an die rechtzeitige Einnahme von Medikamenten erinnern. So konnte ich meine Unsicherheiten und Fehler minimieren.

Nachdem ich das Problem nun für mich gelöst habe, ist es mein Ziel, anderen Menschen dabei zu helfen, solche, oft unnötige gesundheitliche Komplikationen und Probleme mit Hilfe von Apps und smarten Geräten zu vermeiden. Mit dieser Motivation habe ich 2016 meine Webseite meine-gesundheitshelfer.online gestartet, um Mitpatienten (und auch gesunden oder an anderen Krankheiten leidenden Menschen) zu erklären, dass und wie sie von Gesundheits-Apps, smarten Geräten oder auch passenden Webseiten profitieren können.

Einen allgemeinen Überblick gebe ich bereits in meinem ersten Buch „Gesundheit im Griff – mit Apps und smarten Geräten". Das Buch gibt einen Einblick, was heute schon alles dank Digital Health möglich ist und zeigt anhand von konkreten Beispielen, wie einfach man sich bei Bedarf unterstützen lassen kann.

Mit dem vorliegenden Buch möchte ich nun insbesondere nierenkranken Menschen helfen und sie – aus der Erfahrung mit meiner eigenen Krankheit – ganz konkret bei der Suche nach passenden smarten Gesundheitshelfern und deren Einrichtung und Nutzung unterstützen.

Dabei ist das Buch nicht nur für transplantierte Patienten gedacht, sondern richtet sich an nierenkranke Menschen in allen Stadien, ob im Vorfeld einer Nierenbehandlung, an der Dialyse oder nach einer Transplantation.

Dem Vergessen von Tabletten kann man beispielsweise mit Apps ebenso entgegenwirken, wie man mit smarten Waagen oder Blutdruckmessgeräten frühzeitig – und auch ohne Ärzte – eine negative Entwicklung der eigenen Gesundheit erkennen kann. Mit diesen Informationen ausgestattet sollte dann allerdings der behandelnde Arzt aufgesucht und das weitere Vorgehen mit ihm besprochen werden. Smarte Gesundheitshelfer sind nur unterstützend zu nutzen und dürfen den Arzt nicht ersetzen.

Regelmäßig beobachte ich den Markt und neue Entwicklungen bei Apps und smarten Geräten für die Gesundheit. Wenn Sie zu diesen Themen auf dem Laufenden bleiben wollen, dann schauen Sie doch einfach auf meiner Webseite meine-gesundheitshelfer.online vorbei.

Oder noch einfacher: Abonnieren Sie meinen Newsletter und lesen einmal monatlich, was es an Neuigkeiten gibt und welche Apps und smarten Geräte ich getestet habe oder welche neuen Anleitungen und Tipps veröffentlicht wurden: www.meine-gesundheitshelfer.online/newsletter.

Lassen Sie sich von diesem Buch inspirieren – nutzen Sie den Mehrwert, den Ihnen Apps und smarte Geräte für Ihre Gesundheit bieten können. Ich wünsche Ihnen viel Erfolg dabei und dass Sie sich immer bester Gesundheit erfreuen!

Ihr
Jörg Schiemann

Inhaltsverzeichnis

Inhaltsverzeichnis

Einleitung

In diesem Buch werden Sie Apps und smarte Geräte kennenlernen, die Sie dabei unterstützen, wichtige Informationen für einen Notfall im Handy zu hinterlegen, Medikamente pünktlich zu nehmen und zu bestellen sowie verschiedene Vitalwerte zu messen beziehungsweise über die Messergebnisse Buch zu führen, damit Sie gefährliche Veränderungen und Abweichungen erkennen und mit Ihrem Arzt besprechen können.

Die dabei in diesem Buch zur Veranschaulichung verwendeten Apps und Geräte sind beispielhaft zu verstehen. So lesen Sie zum Beispiel in Kapitel 7 „Gewicht im Blick mit smarten Waagen", dass ich mich mit einer smarten Waage der Firma Withings wiege und den Verlauf des Gewichts über die Zeit beobachte. Zur Veranschaulichung gibt es dazu eine ausführliche Beschreibung der Waage mit Screenshots der dazugehörigen App, die ich benutze. Genauso gut können Sie dafür aber natürlich auch die smarte Waage eines anderen Herstellers verwenden.

Doch zunächst geht es um Notfälle. Rund 70 % der Deutschen nutzen ein Smartphone und haben dies auch fast immer bei sich. Aber wussten Sie, dass Sie auf Ihrem Gerät Informationen für Ersthelfer und medizinisches Fachpersonal speichern und somit auf Ihre Krankheiten und notwendige Medikamenten-Einnahmen hinweisen können? Welche Informationen Sie für den Notfall eingeben können und wie Sie dies tun, wird in Kapitel 1 „Notfallinformationen" erklärt.

Im Kapitel 2 geht es um die Einnahme von Tabletten. Als Patient mit einem transplantierten Organ müssen Sie beispielsweise alle zwölf Stunden Immunsuppressiva nehmen. Dazu kommen je nach Grund- oder Begleiterkrankungen diverse andere Medikamente, die Sie regelmäßig nehmen müssen. Oft sind 20 Tabletten am Tag keine Seltenheit.

Aber auch als Dialysepatient oder sobald bei Ihnen eine Nierenschwäche identifiziert worden ist, sind meist Medikamente einzunehmen.

Damit Sie kein Medikament vergessen einzunehmen, können Sie sich mit Hilfe einer passenden App an die verschiedenen Einnahmen erinnern lassen. Was alles mit solchen „Tabletten-Weckern" möglich ist und warum aus meiner Sicht die Erinnerungen allein zwar ein erster Schritt, aber noch nicht ausreichend sind, das erfahren Sie im Kapitel 2 „Medikamenten-Einnahme mit Apps".

Wer täglich zahlreiche Medikamente einnimmt, der muss zwangsläufig auch regelmäßig Medikamente (nach-) bestellen. Dabei können Sie sich von Apps unterstützen lassen und die Kommunikation mit ihrer Stammapotheke automatisieren. Kapitel 3 „Medikamente bestellen einfach gemacht" beschreibt, wie ich mit der App „Apotheke vor Ort" ganz einfach Medikament-Bestellungen an meine Stammapotheke übermittele.

Insbesondere im Frühstadium, aber auch während der Zeit der Dialysebehandlungen ist das Thema Ernährung sehr wichtig. Während mit einer entsprechenden Diät eine Dialyse anfänglich hinausgezögert werden kann, ist es (überlebens-) wichtig, während der Zeit der Dialysebehandlungen eine kalium- und phosphatarme Ernährung zu sich zu nehmen. Aber welche Lebensmittel sind gefährlich, und wie viel beispielsweise Kalium nimmt man mit welchen Nahrungsmitteln zu sich? In den App Stores gibt es nicht nur Apps, die die notwendigen Daten beinhalten, sondern sogar spezialisierte Apps, die bei der Einhaltung der Diäten helfen und den aktuellen Wert der zu sich genommenen Inhaltsstoffe aufaddieren. In Kapitel 4 „Ernährungshilfe durch Apps" stelle ich mit dem Diät Coach vom Nephron-Verlag eine solche App genauer vor.

Mit Kapitel 5 wird der Bogen in diesem Buch etwas weiter gespannt. Nicht alle Probleme können mit dem Smartphone allein gelöst und nicht alle Gesundheitswerte ohne Zubehör oder weitere Geräte gemessen werden. Deshalb ist es auch wichtig die Technik zu beleuchten und da es in den anschließenden Kapiteln um smarte Geräte zum Messen von Blutdruck und

Gewicht geht, erkläre ich in Kapitel 5 „Technologien zur Datenübertragung in die Cloud" grob, welche beiden Technologien es zum Verbinden dieser smarten Geräte mit dem Internet gibt und wie sie funktionieren.

Bei einer Abnahme der Nierenfunktion werden verstärkt blutdrucksteigernde Hormone vom Körper ausgeschüttet. Ein Bluthochdruck wiederum hat negative Auswirkungen auf die Nierenfunktion und kann unter anderem Herzschädigungen hervorrufen. Um diesen Kreislauf zu stoppen ist eine gute medikamentöse Behandlung ebenso wichtig wie eine langfristige Beobachtung, ob der Blutdruckhochdruck damit im Griff ist.

Zur Beobachtung langfristiger, oft schleichender Tendenzen zur Verschlechterung eignen sich besonders smarte Blutdruckmessgeräte, wie ich im Kapitel 6 „Blutdruck im Blick mit smarten Geräten" beschreibe. Diese übertragen die gemessenen Blutdruckwerte an eine dazugehörige App, mit der dann grafische Darstellungen und Auswertungen erzeugt werden können. Oft sind Entwicklungen und Tendenzen erst durch die Darstellungen erkennbar, die herkömmlichen Zahlenkolonnen der Messwerte helfen hier nicht weiter.

Kapitel 7 steht ganz im Zeichen des Gewichts. Jeder, der an der Dialyse ist, weiß, dass zwischen zwei Behandlungen die Trinkmenge einzuschränken ist, damit nicht zu viel Wasser entzogen werden muss. Aber nicht nur in solchen Fällen ist der regelmäßige Gang zur Waage Pflicht – generell gehen Nierenprobleme oft mit Wassereinlagerungen einher, die durch Wiegevorgänge im Blick behalten werden müssen.

Für die Funktion meiner transplantierten Niere habe ich als Indikator auch regelmäßig Buch über mein Gewicht geführt – mit einer smarten Waage, die die Daten an eine dazugehörige App sendet und die Gewichtsentwicklung übersichtlich als Grafik ausgibt, siehe Kapitel 7 „Gewicht im Blick mit smarten Waagen".

Sie können das Buch von vorne nach hinten lesen. Sie können aber auch direkt die einzelnen Kapitel mit den Themen, die für Sie in Ihrer speziellen

Situation relevant oder wichtig sind, lesen. Ich habe versucht, möglichst wenig doppelt zu beschreiben, gleichzeitig aber alle Kapitel so zu schreiben, dass sie für sich allein stehen können und verständlich sind.

Auf meiner Webseite www.meine-gesundheitshelfer.online veröffentliche ich regelmäßig Neuigkeiten zu existierenden Apps, teste neue Apps & smarte Geräte und gebe Tipps und Hilfestellungen zur Nutzung sinnvoller Gesundheits-Apps.

Mit www.meine-gesundheitshelfer.online/produkte-2/tests-von-smarten-gesundheitshelfern/ habe ich eine Produkt- und Testübersicht über smarte Gesundheitshelfer aufgebaut. Hier finden Sie die Testergebnisse aller (mir bekannten) Tests von smarten Geräten aus den letzten Jahren und die Bestenlisten jeder Geräteart.

Auf www.meine-gesundheitshelfer.online/newsletter/ können Sie meinen monatlichen Newsletter bestellen. Damit bleiben Sie auf dem Laufenden, bekommen aktuelle Nachrichten und Hinweise auf neue Apps und smarte Geräte sowie Tipps zur Nutzung.

Dabei ist es wichtig zu wissen, dass ich in diesem Buch und auf meiner Webseite Apps und smarte Geräte zwar subjektiv, aber unabhängig von Herstellern auswähle und berichte.

RECHTLICHE HINWEISE, RISIKEN

Smarte Gesundheitshelfer ersetzen keinen Arzt, sollen keine verbindliche Diagnose geben oder Behandlungsempfehlungen aussprechen. Die Apps und smarten Geräte aus diesem Buch und von meiner Webseite können helfen, sich zu informieren und mit medizinischem Fachpersonal zu den jeweiligen Anwendungsgebieten ins Gespräch zu gehen.

Als Autor übernehme ich daher keine Haftung; die Anwendung der in diesem Buch enthaltenen Apps und Geräte liegt in der Verantwortung des Nutzers.

1. Notfallinformationen

1.1 Einleitung

Vor rund drei Jahren bin ich von meinen Eltern ins Allgäu eingeladen worden, wo wir ihre goldene Hochzeit feiern wollten. Gesagt, getan, meine Frau und ich sind nach der Arbeitswoche angereist und wir waren zum Einstimmen auf das Wochenende am Freitagabend gemeinsam in einem Restaurant essen.

Dabei habe ich mir aber wohl den Magen verdorben oder einen Virus eingefangen. Auf jeden Fall habe ich fast die gesamte Nacht im Badezimmer verbracht und, sagen wir einmal so, sehr viel Flüssigkeit in der Nacht verloren.

Deshalb haben wir am nächsten Morgen den Arzt gerufen, der in dem Dorf Notdienst hatte. Er kam dann auch gleich zu uns ins Hotelzimmer und fragte mich aus: Welche Symptome und welche Grunderkrankungen ich habe und welche Medikamente ich nehme. Mehr schlecht als recht antwortete ich ihm, denn es fiel mir schwer, mich zu konzentrieren und ihm die zahlreichen Informationen zu geben.

Am Ende sagte der Arzt, dass er – nachvollziehbarerweise – sich nicht mit transplantierten Patienten auskennt und mich deshalb lieber ins Krankenhaus bringen lassen würde.

So waren wenig später die Sanitäter im Hotel, brachten mich in ihren Rettungswagen und wir brachen ins nächstgelegene Krankenhaus auf. Auf der Fahrt setzte sich ein Sanitäter mir gegenüber und fing an, auf einem Tablet meine Daten zu erfassen.

Dabei fragte er mich nach denselben Informationen wie der Notdienst habende Arzt vorher – was sind ihre Symptome, seit wann haben sie diese, welche Grunderkrankungen haben sie, welche Medikamente nehmen sie. Ich war jedoch zunächst positiv überrascht, als ich sah, dass er die Daten auf der Fahrt in sein Tablet eingab und versuchte in meinem Zustand nichts zu vergessen und zählte ihm alles Gewünschte auf.

Wir kamen nach circa 20 Minuten Fahrt in einem Allgäuer Krankenhaus an. Die Sanitäter brachten mich in die Notaufnahme und nach rund einer Viertelstunde kam der diensthabende Arzt zu mir.

Er setzte sich mir mit einem Klemmbrett, Papier und Kugelschreiber gegenüber und fing an mich auszufragen. Sie können es sich denken: Was sind ihre Symptome und seit wann haben sie diese – wieder musste ich diese und die anderen bereits gestellten Fragen beantworten.

Ich sagte dem Arzt, dass die Sanitäter mir schon auf der Hinfahrt diese ganzen Fragen gestellt und meine Antworten auf einem Tablet erfasst hätten. Ich fragte ihn, ob er denn nicht diese Daten anschauen könne. Aber er entgegnete mir, dass er auf dieses System leider keinen Zugriff hätte und ich ihm alles erneut erzählen müsste.

Sie können sich vielleicht vorstellen, wie mir zumute war. Es ging mir wirklich schlecht und ich quälte mich ihm die ganzen Symptome, meine zahlreichen Erkrankungen und etlichen Medikamente fehlerfrei aufzuzählen.

Nach dieser Geschichte wollte ich eine einfache Lösung haben, in der ich die ganzen Informationen zu meinen Krankheiten und Medikamenten immer bei mir habe. So, dass ich diese jederzeit nachlesen oder sie direkt jemandem zeigen kann.

Allgemein steigt dank des rasanten Fortschritts in der Medizin unsere Lebenserwartung stetig an. Durch den Segen des längeren Lebens werden wir aber auch anfälliger und bekommen mehr Krankheiten – Krankheiten, die ausbehandelt werden, aber auch chronische Krankheiten, die uns begleiten und langfristig behandelt werden müssen.

So steigt für jeden von uns mit zunehmendem Alter zwangsläufig die Anzahl an Diagnosen, Behandlungen und Medikamenten. Informationen dazu sind wichtig zur richtigen Behandlung von neuen Krankheiten oder medizinischer Hilfe beispielsweise in Notfällen. Neben- und Wechselwirkungen von Medikamenten, Allergien und vieles andere mehr sind dabei zu beachten.

Während es nun immer schwerer wird, sich dies alles zu merken (und Helfern im Notfall richtig aufzuzählen, ohne was zu vergessen), kann es auch passieren, dass wir zum Beispiel durch Bewusstlosigkeit gar nicht in der Lage sind, im Notfall zu kommunizieren.

Für solche Fälle haben manche Menschen Notfalldosen zuhause im Kühlschrank oder tragen Zettel in ihrem Portemonnaie mit sich herum. Aber was, wenn uns ein Notfall außer Haus passiert und der Zettel mittlerweile unleserlich oder der Kühlschrank weit entfernt ist?

Hier kann uns unser Smartphone retten, ein Gerät, welches wir eigentlich immer mit uns tragen. Auch wenn Sie Ihr Handy (zum Beispiel mit einer PIN) für fremden Zugriff gesperrt haben, damit niemand außer Ihnen an Ihre Daten und Informationen kommt – es gibt einen Weg, Ersthelfern und medizinischen Fachkräften trotzdem Informationen für den Notfall zukommen zu lassen.

Wie man an diese Informationen herankommt und wie Sie sie in Ihr Handy eingeben – davon handelt dieses Kapitel.

Dieses Kapitel wurde im Juni 2019 mit der Android-Betriebssystemversion 9 erstellt.

1.2 So kommt man bei einem gesperrten Handy an die Notfallinformationen

Vorbemerkung: Handys mit dem Betriebssystem Android haben leider nicht immer identische Abläufe und Strukturen. Es kann leichte Unterschiede von Handy zu Handy geben. Ich habe die folgenden Abläufe deshalb mit zwei verschiedenen Handys beschrieben, einem Gerät von Samsung und einem Cubot-Handy. Sollten Sie Probleme mit Ihrem Handy haben und etwas nicht finden oder etwas funktioniert nicht wie beschrieben, dann kontaktieren Sie mich gerne. Meine aktuellen Kontaktdaten finden Sie unter https://joerg-schiemann.de/kontakt/

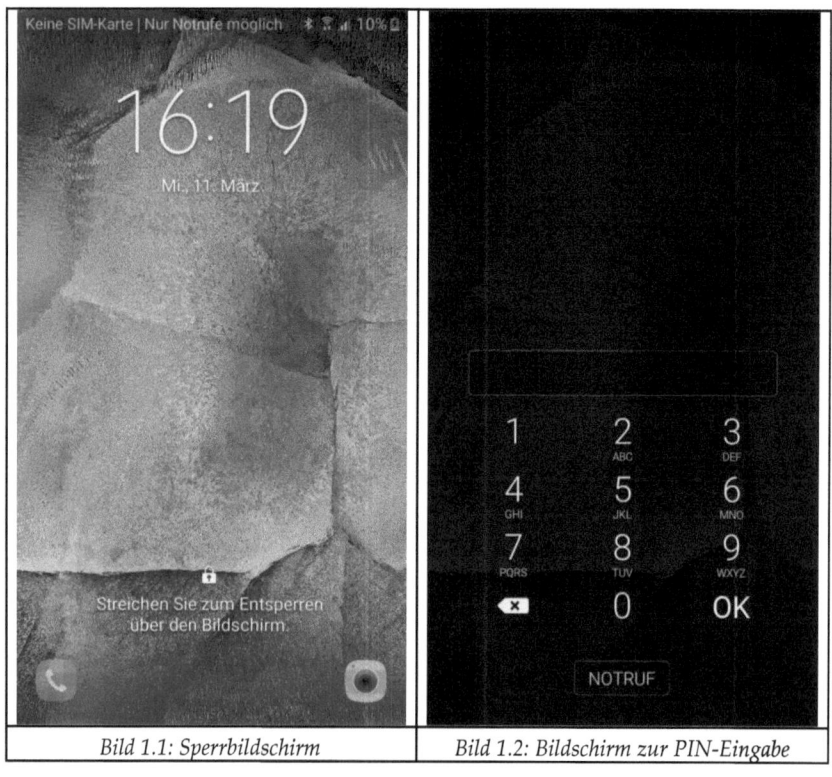

| Bild 1.1: Sperrbildschirm | Bild 1.2: Bildschirm zur PIN-Eingabe |

Wenn Sie Ihr Smartphone zur Hand nehmen, das – zum Beispiel durch einen PIN-Code, Fingerabdruck oder die Gesichtserkennung – gesperrt ist (siehe Bild 1.1), rufen Sie den Bildschirm zur PIN-Eingabe auf, als wollten Sie das Handy entsperren, siehe Bild 1.2. Entsperren Sie es nun aber nicht, sondern drücken auf den unten stehenden Eintrag, der „NOTFALL" oder auch „NOTRUF" benannt ist.

Es erscheint der in Bild 1.3 dargestellte Bildschirm, der nun eine Telefontastatur anzeigt, mit der jetzt auch ohne PIN-Eingabe mit dem gesperrten Handy ein Notruf, zum Beispiel zur Polizei oder Feuerwehr, durchgeführt werden kann. Für die Notfallinformationen drücken Sie auf den unten links dargestellten Kopf mit „i" für (Notfall-) Informationen.

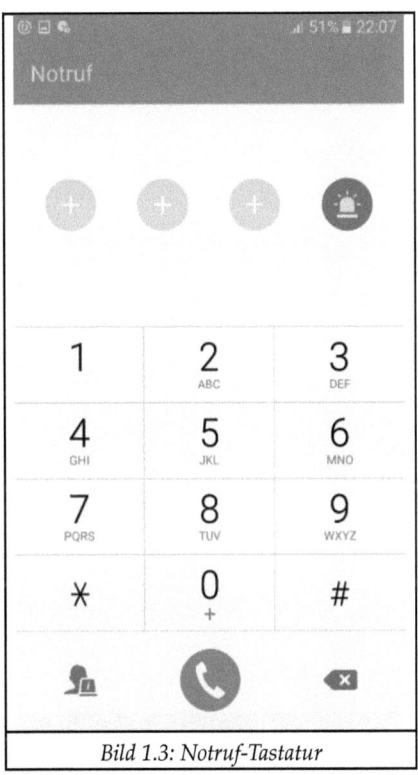

Bild 1.3: Notruf-Tastatur

Als nächstes erscheinen, sofern entsprechende Daten bereits eingegeben sind, im Bildschirm des – immer noch für andere Zugriffe gesperrten – Handys die Notfallinformationen.

1.3 So sehen die Notfallinformationen aus

Wenn Sie die obigen Schritte auf einem Handy mit dem Betriebssystem Android durchgegangen sind, dann werden die Informationen für den Notfall angezeigt, siehe Bild 1.4 und 1.5 beispielsweise auf dem Cubot-Smartphone.

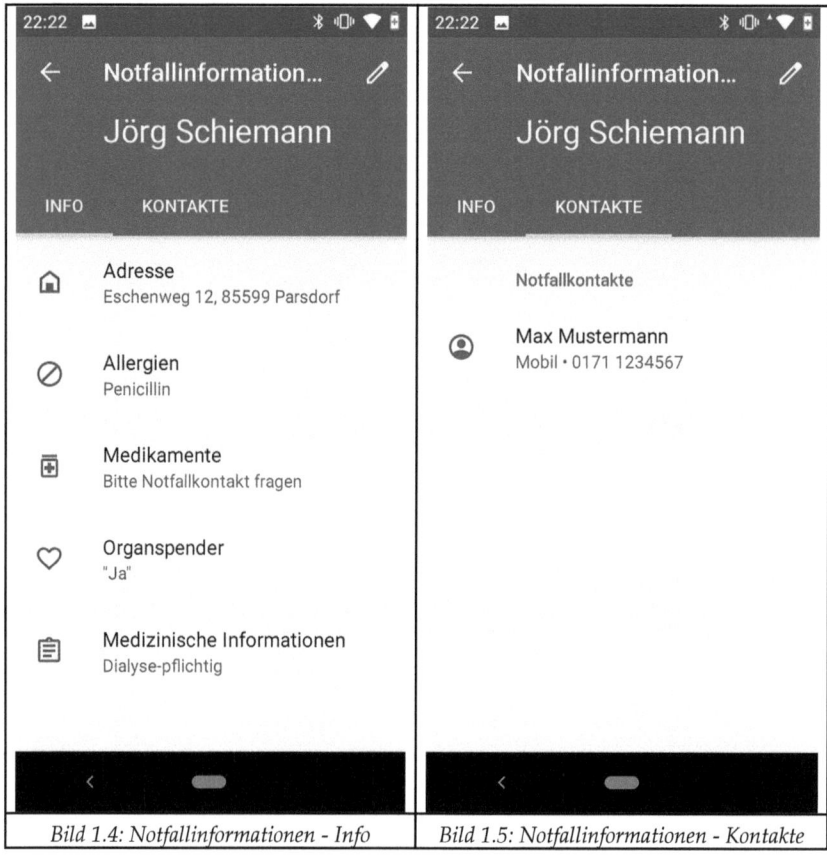

| Bild 1.4: Notfallinformationen - Info | Bild 1.5: Notfallinformationen - Kontakte |

Hier gibt es zwei Reiter, zwischen denen hin und her geschaltet und deren verschiedene Inhalte angezeigt werden können, siehe „Info" in Bild 1.4 und

„Kontakte" in Bild 1.5.

Auf dem Samsung-Smartphone sind die Notfall-Informationen dagegen auf einer Seite untereinander dargestellt, siehe Bild 1.6.

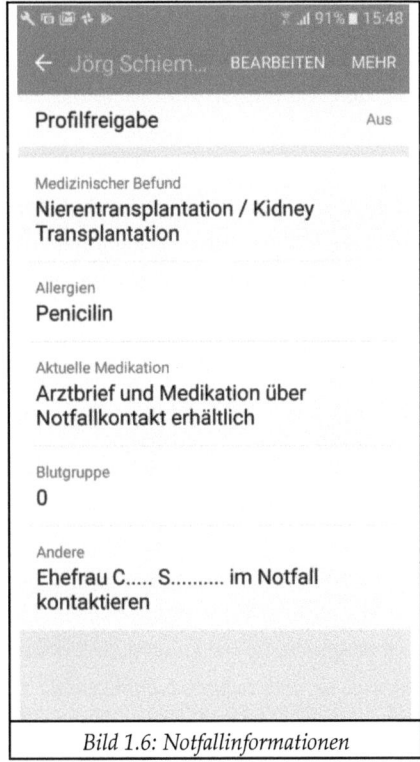

Bild 1.6: Notfallinformationen

Typischerweise können die folgenden Notfallinformationen ins Handy eingegeben und gespeichert werden, abweichende Benennungen sind vom Smartphone Hersteller abhängig:

- Name, Adresse
- Blutgruppe
- Allergien
- Medikamente
- Organspender

- Medizinische Informationen
- Notfallkontakte (meist mit automatisch übernommener Telefonnummer aus den im Adressbuch des Smartphones gespeicherten Kontakten)

Dabei sind nahezu alle Felder einfache Textfelder, in die Sie Ihre Daten eintippen. Es gibt oft keine Prüfungen, keine Auswahlliste oder andere Ausfüllhilfen. Lediglich beim Punkt Organspender können Sie den Eintrag normalerweise nur aus einer Liste mit den Einträgen „Ja", „Nein" und „Unbekannt" auswählen.

Für das Feld Notfallkontakte wird dagegen in der Regel in Ihre auf dem Handy gespeicherten Kontakte gesprungen. Sie können dort die Personen, die Sie als „im Notfall zu informieren" hinterlegen möchten, aussuchen und jeweils eine der Telefonnummern dieses Kontaktes direkt zur Anzeige und Verwendung in den Notfallinformationen auswählen.

Übrigens: Ein expliziter Eintrag unter „Notfallkontakte" ermöglicht es dem Leser der Notfallinformationen diese Nummer direkt anzuklicken und anzurufen. Es ist kein Abtippen oder Merken der Nummer notwendig.

Tipp: Wie in Bild 1.4 bei „Medikamente" ersichtlich, gebe ich sehr umfangreiche Daten oder Daten, die sich häufiger einmal ändern, nicht direkt in das Handy ein. Die Gefahr hier Einträge oder Aktualisierungen zu vergessen, ist mir zu groß. Stattdessen verweise ich darauf, dass es diese Daten gibt und sie über meinen Notfallkontakt zu bekommen sind („Bitte Notfallkontakt fragen").

1.4 So geben Sie die Notfallinformationen ins Smartphone ein

Variante 1

Standardmäßig werden bei Handys, die das Android-Betriebssystem benutzen, die sogenannten Notfallinformationen der als Eigentümer des Handys in den Kontakten eingetragenen Person zugeordnet.

Wenn Sie also in die Kontakte-App Ihres Handys gehen, diese öffnen und Ihren eigenen Kontakt aufrufen, dann finden Sie neben den normalen Kontaktfeldern (wie zum Beispiel Name, Adresse, Telefonnummer) auch die Felder für die Notfallinformationen, siehe Bild 1.7.

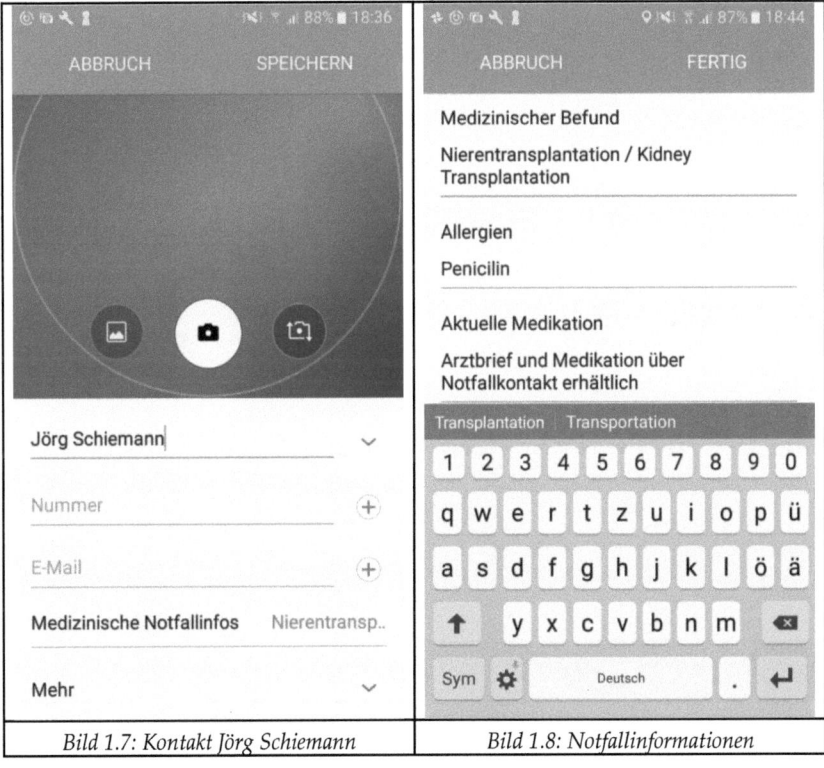

| Bild 1.7: Kontakt Jörg Schiemann | Bild 1.8: Notfallinformationen |

Wenn Sie auf den Punkt „Medizinische Notfallinfos" tippen, dann öffnen sich die entsprechenden Felder zur Eingabe, siehe Bild 1.8.

<u>Variante 2</u>

Am einfachsten gelangen Sie allerdings zur Eingabe der Notfallinformationen, indem Sie – wie in Kapitel 1.2 beschrieben – über den Sperrbildschirm im Notfall-Bildschirm auf Notfallinformationen klicken. In der Ecke rechts oben wird dann ein Stift angezeigt, siehe Bild 1.9, gestrichelt umrandeter Kreis.

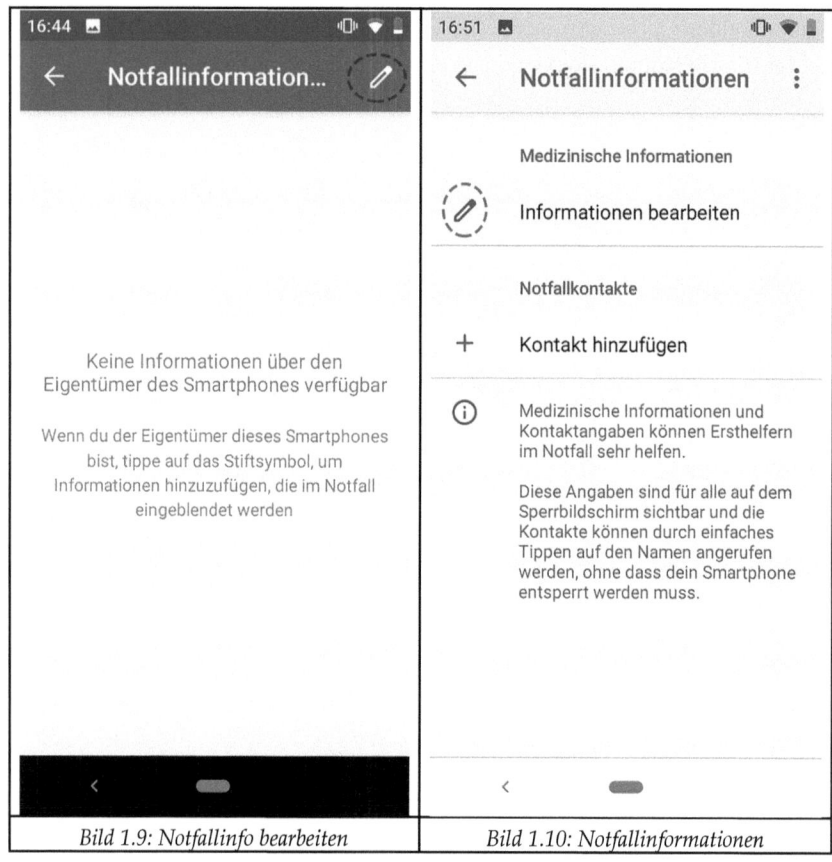

| *Bild 1.9: Notfallinfo bearbeiten* | *Bild 1.10: Notfallinformationen* |

Wenn Sie auf diesen Stift klicken, dann müssen Sie zunächst Ihre PIN eingeben, sofern Sie das Handy noch nicht entsperrt haben. Damit wird sichergestellt, dass diese kritischen Daten auch wirklich nur von Ihnen beziehungsweise jemandem eingegeben oder geändert werden können, der Ihre PIN kennt.

Sobald Sie das Handy mit der PIN entsperrt haben, öffnet sich die Eingabemaske für die Notfallinformationen, wie in Bild 1.10 dargestellt.

Die weiter oben beschriebenen beiden Reiter im Cubot-Smartphone für Notfallinformationen – hier nun „Medizinische Informationen" und „Notfallkontakte" genannt – werden im Samsung-Smartphone untereinander dargestellt.

Wenn Sie erstmalig an diese Stelle kommen und noch keine Daten eingegeben sind, so steht statt konkreter Informationen in diesem Fall „Informationen bearbeiten" bei Medizinischen Informationen und „Kontakt hinzufügen" bei Notfallkontakte, siehe Bild 1.10.

Tippen Sie nun zunächst auf „Informationen bearbeiten" beziehungsweise den kleinen Stift daneben (in Bild 1.10 gestrichelt umrandet), um Daten einzugeben. Es öffnet sich der Eingabebildschirm, siehe Bild 1.11.

Sie können nun jeweils auf die möglichen Felder, in die Sie Daten eingeben wollen, tippen und Ihre Eingaben machen. Wenn Sie bestimmte Felder nicht benutzen beziehungsweise in diese Felder keine Daten eingeben wollen, dann können Sie diese auslassen. Für die Eingabe öffnet sich ansonsten jeweils ein kleines Eingabefeld, wie das Beispiel für die Adresse in Bild 1.12 zeigt.

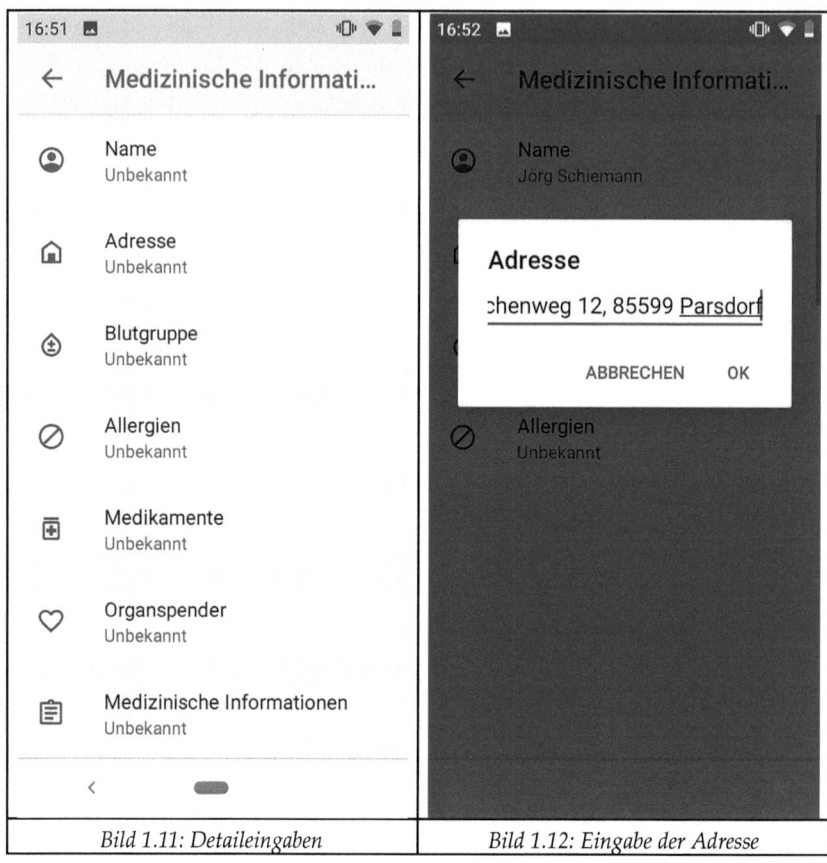

| Bild 1.11: Detaileingaben | Bild 1.12: Eingabe der Adresse |

Nach jeder Eingabe wird der aktualisierte Übersichtsbildschirm angezeigt, siehe Bild 1.13. Dabei sind Felder, die Sie nicht eingeben wollen oder noch nicht eingegeben haben, weiterhin mit „Unbekannt" befüllt, wie beispielsweise die Blutgruppe im Bild 1.13.

Wenn Sie weiter nach unten blättern, dann erscheint erneut der Eintrag „Notfallkontakte" im Bildschirm, siehe Bild 1.14.

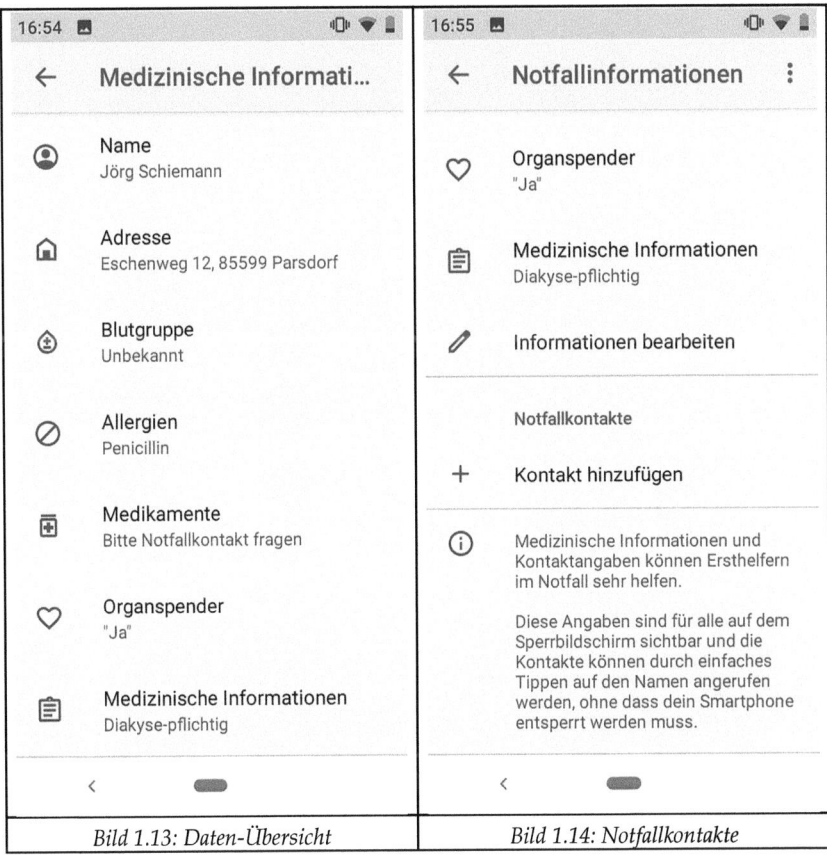

| Bild 1.13: Daten-Übersicht | Bild 1.14: Notfallkontakte |

Wenn Sie auf das „+" neben „Kontakt hinzufügen" tippen, gestrichelt umrandet in Bild 1.15, öffnet sich das Adressbuch auf dem Smartphone.

Dies ist hier anonymisiert in Bild 1.16 dargestellt, die Kreise mit den M's kennzeichnen jeweils einen neuen Eintrag im Adressbuch (Nachname beginnend mit dem Buchstaben M) mit seinen Kommunikationsdaten.

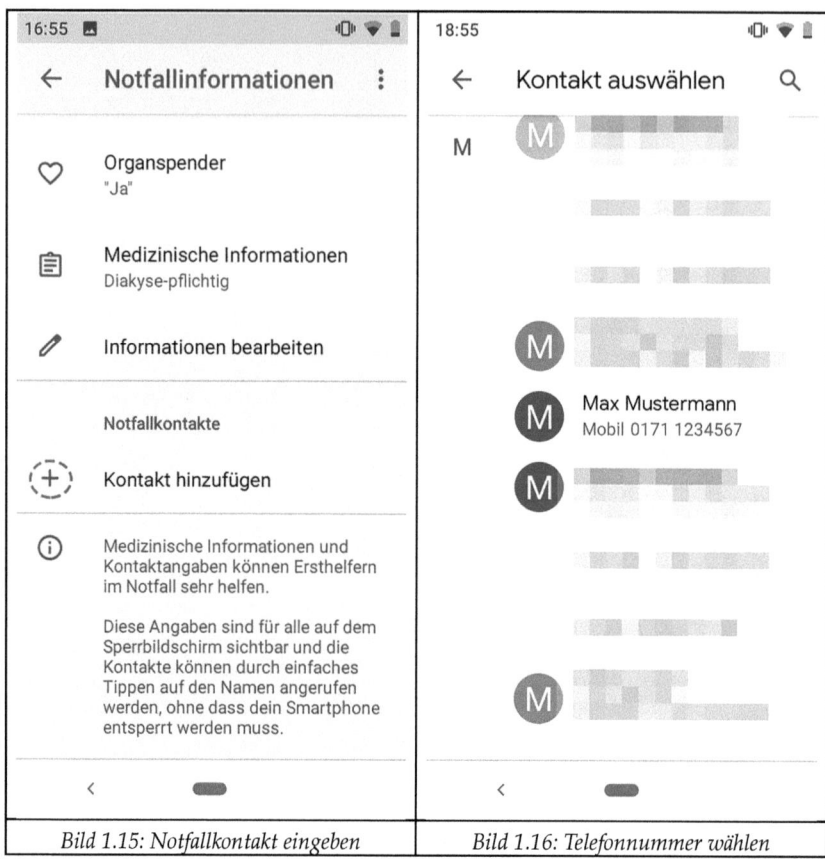

| Bild 1.15: Notfallkontakt eingeben | Bild 1.16: Telefonnummer wählen |

Achtung: Um einen Notfallkontakt für die Notfallinformationen einzutragen, reicht es nicht auf den Namen des Kontaktes im angezeigten Adressbuch zu klicken! Sie müssen stattdessen direkt auf eine der Telefonnummern des gewünschten Kontakts klicken, die dann zusammen mit dem Kontaktnamen übernommen und unter Notfallkontakte angezeigt wird, siehe Bild 1.17 Max Mustermann.

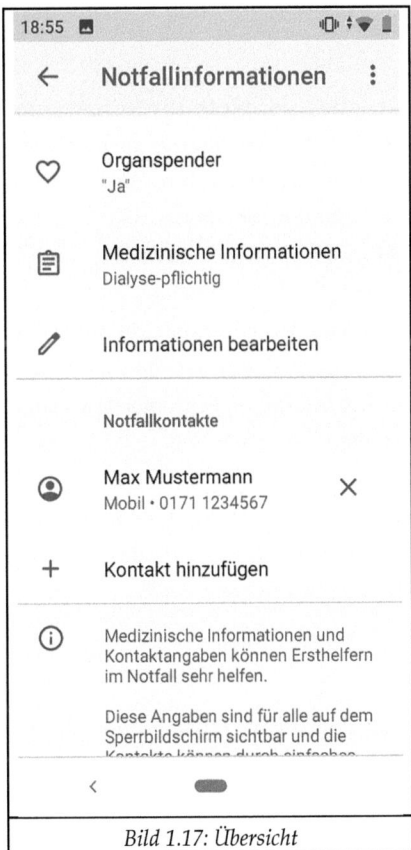

Bild 1.17: Übersicht

Damit sind die Notfallinformationen und -kontakte in Ihrem Handy für Ersthelfer hinterlegt und können im Notfall ohne Eingabe Ihrer PIN eingesehen werden.

1.5 Datenschutz

Eine eindeutige Information, wo die als Notfallinformationen eingegebenen Daten gespeichert werden, konnte ich bislang nicht finden. Weder auf den Hilfeseiten von Google noch auf den zahlreichen anderen Webseiten, die sich mit der Eingabe der Notfallinformationen bei Android-Smartphones beschäftigen, gibt es einen Hinweis auf den Speicherort.

Als ich allerdings über einen Browser meine Google-Kontakte aufrief, so konnte ich keine Notfalldaten sehen. Ich vermute, dass die Daten tatsächlich nur auf dem Handy hinterlegt und nicht ins Internet synchronisiert werden. Eine Bestätigung meiner Vermutung steht allerdings noch aus.

Aber passen Sie auf – in den Kontakten auf dem Smartphone gibt es den Schalter „Profilfreigabe". Ist diese aktiviert, dann könnte es sein, dass auch die Notfalldaten für andere Personen über das Internet sichtbar sind.

1.6 Fazit & Nutzen

Notfallinformationen sind eine unentbehrliche Hilfe – gerade für Menschen, bei deren Versorgung im Notfall einiges zu beachten ist. Dazu gehören insbesondere Menschen mit Nierenkrankheiten, die an der Dialyse oder auch bereits transplantiert sind. Auch für alle Menschen, die regelmäßig Medikamente nehmen müssen, sind diese Angaben im Notfall hilfreich.

Im ersten Schritt sollte jeder zumindest die wichtigsten Informationen direkt in der App hinterlegen. Es bleibt zu hoffen, dass auch Ärzte, Rettungsdienste und Sanitäter sich dieses möglichen Informationskanals bewusst sind und ihn zur Informationsermittlung im Notfall nutzen.

Bei der Fragerunde nach meinem Vortrag 2019 im Universitätsklinikum Augsburg wurde von den anwesenden Ärzten übrigens bestätigt, dass sie diese Informationen – zusätzlich zu akuten Maßnahmen wie beispielsweise Blutabnahmen – anschauen und berücksichtigen.

1.7 Ein Blick in die Zukunft

Schauen wir einmal in die Zukunft beziehungsweise betrachten wir, was heute zumindest schon technisch möglich ist.

So könnten wir Notfallinformationen zum Beispiel auf unserer Armbanduhr gespeichert haben. Diese ist an unserem Handgelenk, uns noch eindeutiger zuzuordnen als ein Smartphone. Sie geht auch weniger häufig verloren oder kaputt (eine Armbanduhr fällt zum Beispiel sicher seltener auf den Boden als ein Handy).

Notfallinformationen können übrigens heute schon von der Apple Watch abgerufen werden. Auf dem Bild 1.18 sehen Sie auf der Uhr an meinem Handgelenk, dass Notfallpass-Daten, wie es bei Apple heißt, angezeigt werden. Das sind übrigens dieselben Informationen, die ich auf dem iPhone für den Notfall eingegeben habe.

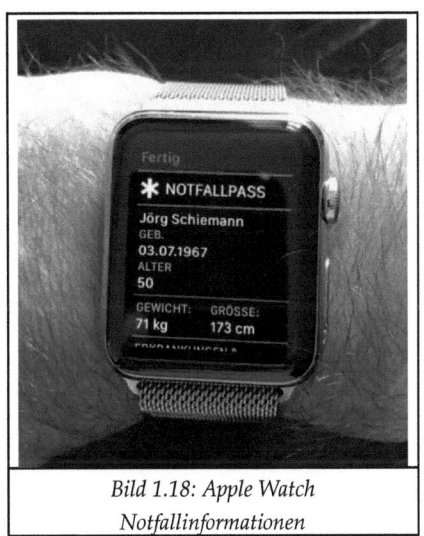

Bild 1.18: Apple Watch
Notfallinformationen

Mit dem Rädchen rechts oben an der Seite der Uhr kann man dann nach unten blättern und bekommt die weiteren Notfallinformationen angezeigt, die nicht alle gleichzeitig auf dem kleinen Bildschirm angezeigt werden können.

Jede Änderung der Daten auf dem Handy ändert auch die Daten auf der Armbanduhr, eine doppelte Datenpflege ist nicht notwendig.

Während diese Funktion bereits direkt auf der Apple Watch installiert ist, muss man sie bei einer Smartwatch mit Android Wear über zusätzliche Apps installieren. Hier ist die Funktion leider nicht standardisiert.

Noch einen Schritt weitergedacht kann man sich übrigens vorstellen, dass die Notfallinformationen auch in einem kleinen Chip, den man sich in die Hand zwischen Daumen und Zeigefinger spritzen lässt, enthalten sind.

In Stockholm können solche Chips heute schon zum Aufsperren von Bürotüren oder dem Kauf von Fahrkarten verwendet werden – nicht nur von verrückten Informatikern, sondern auch Unternehmen wie TUI (Nordic) beispielsweise bieten dies ihren Mitarbeitern an.

1.8 Weiterführende Informationen

Eine Übersicht über Neuigkeiten und alle Artikel zu Notfallinformationen auf meiner Webseite finden Sie unter www.meine-gesundheitshelfer.online/ produkte/artikel-zu-notfalliformationen

Weitere Anleitungen und Bücher zu diesem Thema finden Sie auch auf www.meine-gesundheitshelfer.online/meine-produkte/

2. Medikamenten-Einnahme mit Apps

2.1 Einleitung

Stellen Sie sich vor, es ist Sonntagabend und Sie schauen, wie viele Fernsehzuschauer um diese Zeit, in der ARD den Tatort. Mitten im Tatort, bei mir um 21 Uhr, klingelt Ihr Wecker zur Medikamenten-Einnahme. Es ist gerade spannend und Sie denken sich, „Die Szene sehe ich noch zuende und nehme danach meine Medikamente".

Der Tatort läuft weiter und endet pünktlich um 21:45 Uhr. Dann haben Sie Zeit nachzudenken und fragen sich, „Habe ich jetzt vorhin meine Tabletten eigentlich genommen?"

Mir ist nach jahrelanger Medikamenteneinnahme diese so „in Fleisch & Blut" übergegangen, dass ich hinterher manchmal gar nicht mehr weiß, ob die Einnahme, an die ich mich erinnere, jetzt heute oder gestern war. So wie man sich oft fragt, „Habe ich das Bügeleisen jetzt ausgemacht?" oder „Habe ich das Garagentor zugemacht?"

So ging es mir jedenfalls zu einem bestimmten Zeitpunkt mit meiner Krankheit. Aber das ist fatal. Ich war geschockt, als ich Ende 2018 auf dem Patientenforum des Universitätsklinikums Augsburg lernte, dass 40% der Abstoßungen von Nieren durch fehlende oder falsche Einnahme von Tabletten verursacht werden!

In der Deutschen Apothekerzeitung las ich darüber hinaus, dass 50% aller Patienten ihre Medikamente nicht oder zumindest nicht vorschriftsmäßig einnehmen.

Und da ich nicht zu diesen 50% gehören wollte, habe ich mir eine gute App gesucht, mit der ich mich einerseits an die Einnahme meiner Medikamente erinnern lassen kann. Andererseits war es mir besonders wichtig, dass auch eine Dokumentation der Einnahme möglich ist und ich später in der App nachschauen kann, ob ich meine Medikamente wirklich genommen habe.

Diese App heißt MyTherapy und ist – trotz englischem Namen – von einer deutschen Firma.

Unsicherheiten bei der Medikamenten-Einnahme, wie man sie bei Routinetätigkeiten mitunter hat, habe ich damit nicht mehr. Ein Blick in die App und ich weiß, ob ich alles ordentlich eingenommen habe.

Aber natürlich sind die Informationen in der App nur so gut, wie ich die Daten pflege – also insbesondere, wenn ich eine Medikamenten-Einnahme in der App als erledigt eingeben würde, aber in Wirklichkeit das Medikament (noch) nicht eingenommen habe, dann spiegelt die App natürlich etwas Falsches wider. Dies ist eine Frage der Disziplin, die man einfach akzeptieren muss.

Die grundsätzliche Funktionsweise von MyTherapy ist einfach erklärt. Zuerst gibt man in die App ein, welche Medikamente man wie oft und wann einnehmen muss, also beispielsweise Medikament A jeden Morgen um 8 Uhr.

Anschließend wird man jeden Tag zu der entsprechenden Uhrzeit an die Einnahme des Medikamentes erinnert und kann in der App bestätigen, dass man es eingenommen hat.

Und schließlich kann man die dokumentierten Einnahmen wieder abrufen, also nachträglich prüfen, ob man seine Medikamente alle genommen hat.

Dieses Kapitel (Stand Januar 2020) basiert auf der Android-Version 3.59.0 der App „MyTherapy".

2.2 Medikament-Einnahmen definieren

Die Nutzung der App MyTherapy beginnt man mit der Eingabe der Medikamente, an deren Einnahme man erinnert werden oder deren Einnahme man dokumentieren möchte.

Dabei gibt es zwei einfache Wege diese Medikamente in der App zu definieren. Man kann den Namen des Medikamentes in die App eintippen und dann aus einer Trefferliste das richtige Medikament auswählen.

Oder man nutzt die Kamera seines Smartphones und fotografiert beziehungsweise scannt den Barcode auf der Packung des Medikamentes. Dadurch erkennt die App automatisch das entsprechende Medikament mit Dosierung und Hersteller.

2.2.1 Medikament manuell eingeben

Wenn Sie die App gerade gestartet und noch kein Medikament erfasst haben, dann sehen Sie den in Bild 2.1 dargestellten Bildschirm mit der Aufforderung zur Eingabe einer ersten Erinnerung.

Später können Sie übrigens jederzeit über den Menüpunkt „Therapie" ein weiteres Medikament eingeben. Das Hauptmenü sehen Sie immer am unteren Ende des Bildschirms eingeblendet. Es besteht aus den Einträgen „Heute", „Fortschritt", „Team" und „Therapie".

Nachdem Sie „Medikament" (in Bild 2.1) für die Eingabe der ersten Erinnerung ausgewählt haben, tippen Sie bitte unten auf „Manuelle Suche" für die Eingabe und Auswahl per Text, siehe Bild 2.2.

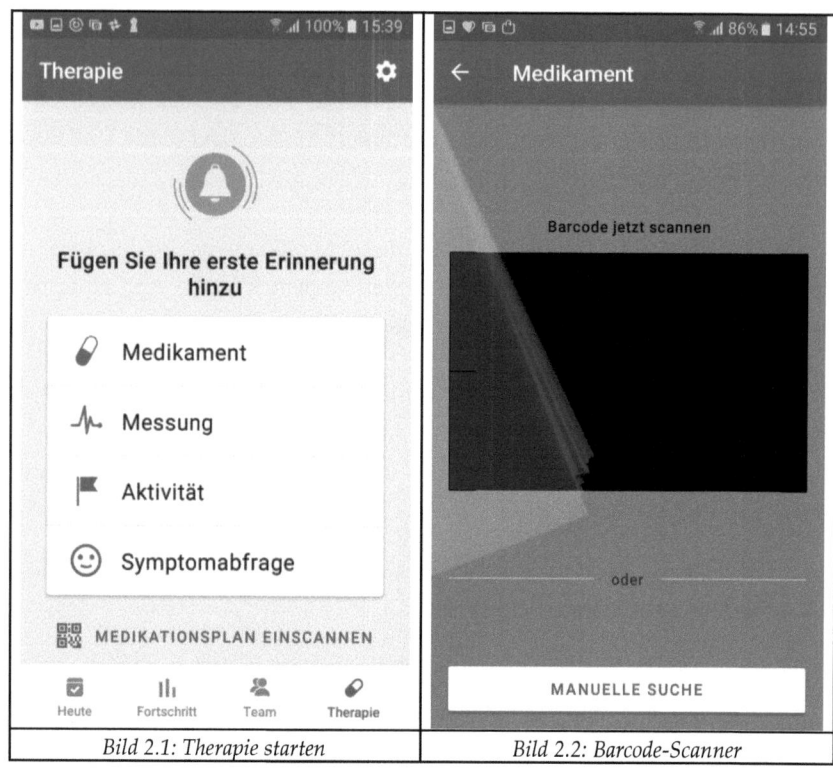

| Bild 2.1: Therapie starten | Bild 2.2: Barcode-Scanner |

Nun können Sie anfangen den Namen des Medikamentes einzutippen. Es reichen bereits ein paar Buchstaben und es werden alle dazu passenden Medikamente aufgelistet, siehe Bild 2.3. Je mehr Buchstaben Sie eingeben, umso kleiner ist natürlich die Ergebnisliste, aus der Sie das entsprechende Medikament dann auswählen müssen.

In diesem Beispiel sind für das gesuchte Medikament nach der Eingabe von „Cellcept" mehrere Dosierungen (oben 250 mg, unten 500 mg), aber auch verschiedene Darreichungsformen wie zum Beispiel Kapseln oder Filmtabletten in der Ergebnisliste aufgeführt, siehe Bild 2.4.

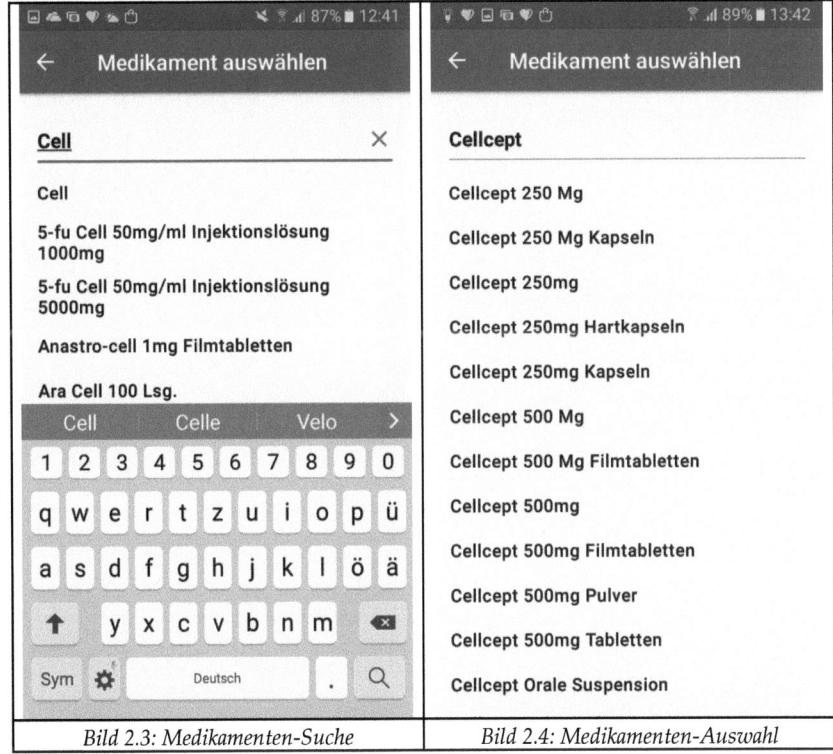

| Bild 2.3: Medikamenten-Suche | Bild 2.4: Medikamenten-Auswahl |

Wesentlich ist aus meiner Sicht die Dosierung (also ob es sich um 250 mg oder 500 mg handelt). Ob es sich zum Beispiel um Filmtabletten oder Kapseln handelt, ist für mich persönlich eher nachrangig. Tippen Sie zur Auswahl auf das gewünschte Medikament (im Beispiel „Cellcept 500 Mg Filmtabletten").

Bei der Eingabe in der Suchmaske kann übrigens mehr als ein Begriff eingegeben werden, also können Sie statt „Sandimmun" beispielsweise auch „Sandimmun Optoral" eingeben. Dann werden für die Suche nach passenden Medikamenten beide Wörter verwendet.

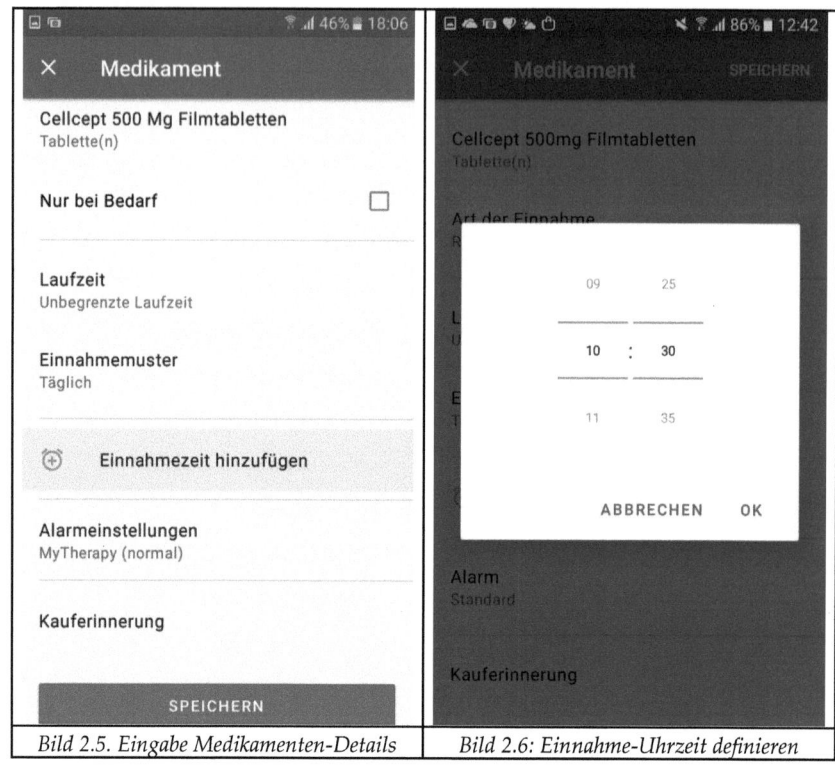

| Bild 2.5. Eingabe Medikamenten-Details | Bild 2.6: Einnahme-Uhrzeit definieren |

Nachdem Sie das gewünschte Medikament ausgewählt haben, öffnet sich der Bildschirm zur Eingabe der Details für die Einnahme. Die App geht davon aus, dass das Medikament regelmäßig eingenommen werden soll. Das ist allerdings nur dadurch erkennbar, dass das Kästchen zum Einschalten von „Nur bei Bedarf" nicht angekreuzt ist, siehe Bild 2.5.

Ebenso sind die Laufzeit als „Unbegrenzte Laufzeit" und das Einnahmemuster als „Täglich" voreingestellt, können aber geändert werden. Tippen Sie nun auf „Einnahmezeit hinzufügen", um die konkrete Uhrzeit als Erinnerung für Ihre tägliche Einnahme zu definieren.

Wie in Bild 2.6 dargestellt, können Sie über die Schieberegler für jeweils Uhrzeit-Stunde und Uhrzeit-Minuten nun die Uhrzeit, zu der Sie die Tabletten einnehmen müssen, in Fünf-Minuten-Schritten als Erinnerungszeitpunkt eingeben. Tippen Sie auf „OK", um die erste Erinnerung zu definieren.

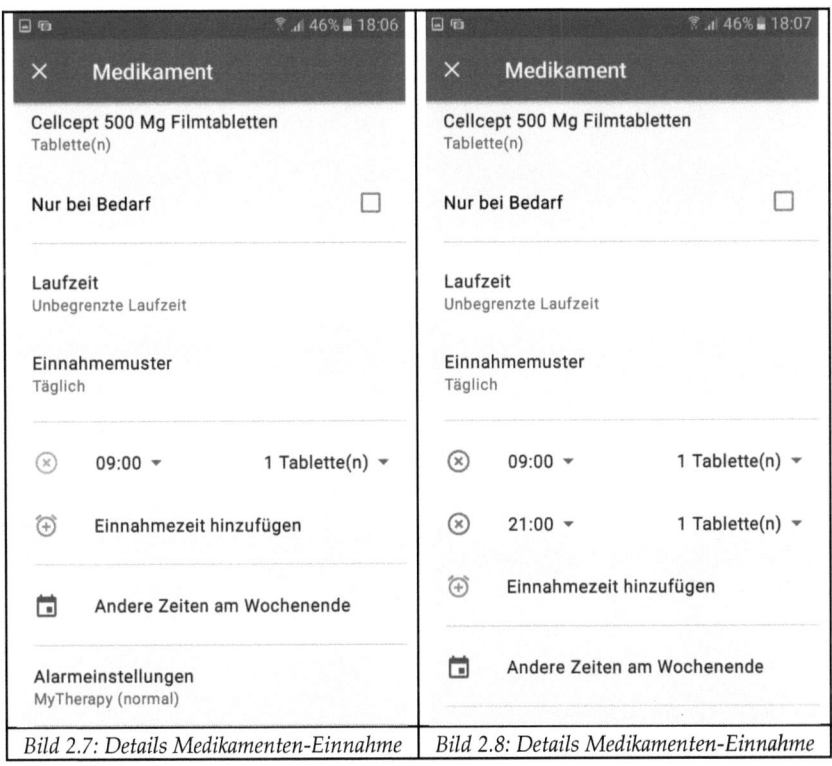

Bild 2.7: Details Medikamenten-Einnahme *Bild 2.8: Details Medikamenten-Einnahme*

Nehmen Sie ein Medikament zweimal täglich ein, dann können Sie nach der Eingabe der ersten Uhrzeit – die nun auf dem Detailbildschirm für die Einnahme ausgegeben wird (im Beispiel „09:00 Uhr, 1 Tablette(n)") – erneut auf den darunter befindlichen Button „Einnahmezeit hinzufügen" tippen und eine zweite Uhrzeit eingeben, siehe Bild 2.7.

Im Screenshot in Bild 2.8 sehen Sie dann die für dieses Medikament eingegebenen beiden Einnahmezeiten (im Beispiel sind das die Uhrzeiten „09:00 Uhr" und „21:00 Uhr" mit jeweils „1 Tablette(n)"). Es können auch noch weitere Einnahmezeiten nach diesem Muster eingegeben werden.

Durch Aufruf des Schiebereglers für die Tablettenanzahl (tippen Sie dafür auf „1 Tablette(n)") kann die einzunehmende Tablettenanzahl geändert werden.

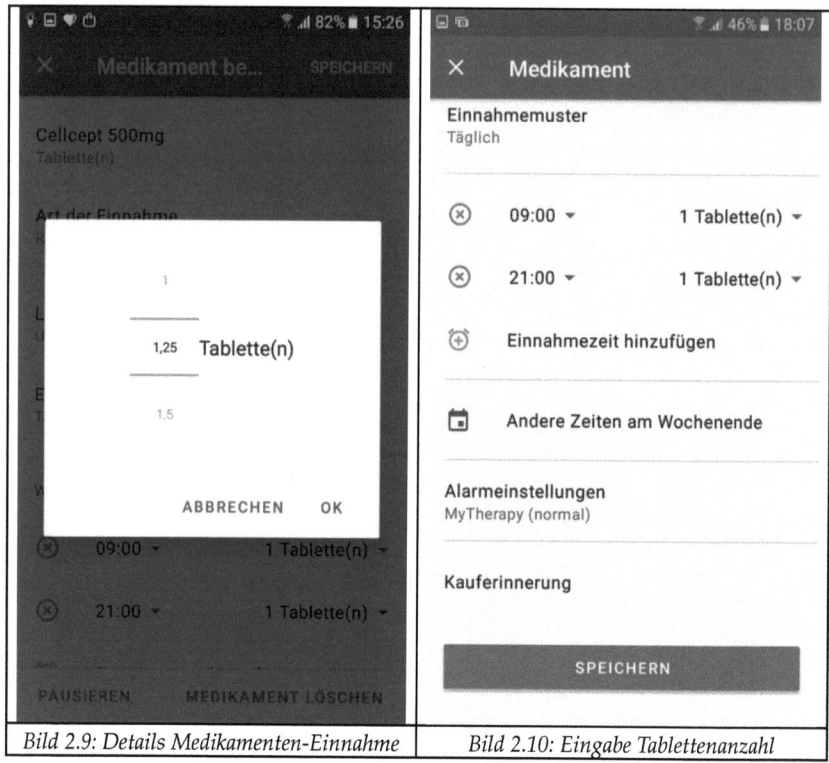

| Bild 2.9: Details Medikamenten-Einnahme | Bild 2.10: Eingabe Tablettenanzahl |

Bei Auswahl der passenden Tablettenanzahl können übrigens auch „Teiltabletten" – bis auf ein Viertel genau – eingegeben werden. In Bild 2.9 wird zur Verdeutlichung die Dosierung auf „1,25 Tablette(n)" geändert.

Wenn man abschließend den Detailbildschirm für die Einnahme ganz herunter scrollt, siehe Bild 2.10, dann erscheint der „Speichern"-Button, mit dem die Eingabe für dieses Medikament abgeschlossen wird.

2.2.2 Barcode vom Medikament scannen

Besonders einfach erfolgt die Identifikation und Eingabe eines Medikamentes, wenn Sie den Barcode auf der Packung eines Ihnen bereits vorliegenden Medikamentes in der App einscannen. Dadurch erfolgt ein Abgleich mit der Medikamenten-Datenbank der IFA GmbH, die MyTherapy verwendet, und die Daten für das korrekte Medikament können automatisch übernommen werden.

Sie müssen dann nur noch die Einnahmezeitpunkte definieren und, falls die Dosierung ungleich einer Tablette ist, die Dosierung entsprechend ihrer Therapie anpassen.

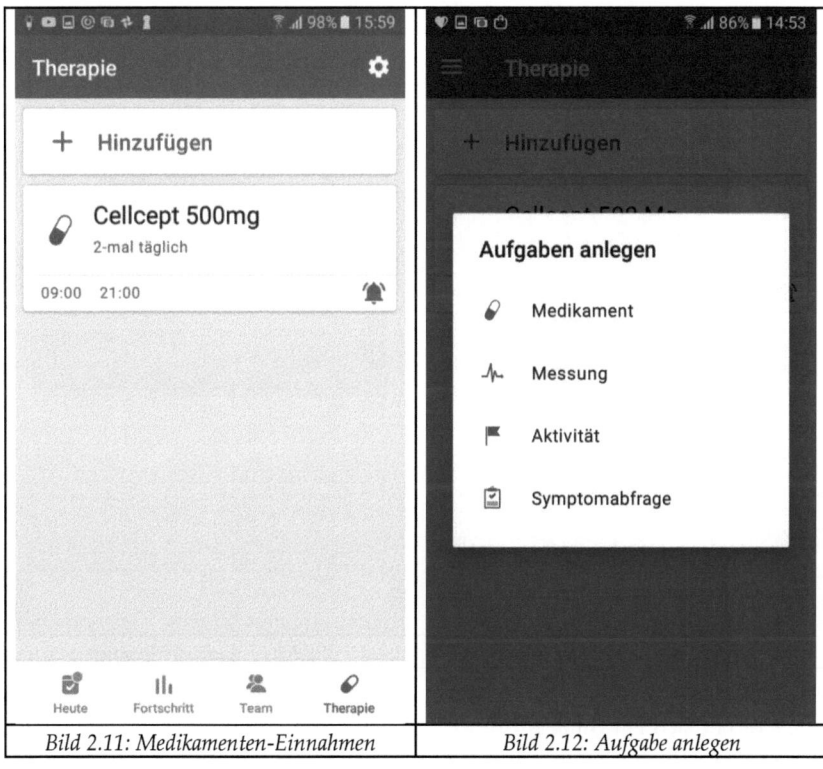

Bild 2.11: Medikamenten-Einnahmen   Bild 2.12: Aufgabe anlegen

Zur Eingabe eines Medikamentes über den Barcode-Scan wählen Sie unten

im Hauptmenü den vierten Punkt, „Therapie" aus, siehe Bild 2.11.

Die bereits eingegebenen Medikamente werden (wie in Bild 2.11 das Cellcept) angezeigt und mit „+ Hinzufügen" oben im Bildschirm wird die Eingabe eines weiteren Medikamentes gestartet.

Es soll ein Medikament eingegeben beziehungsweise gescannt werden, deshalb tippen Sie unter „Aufgaben anlegen" auf „Medikament", siehe Bild 2.12.

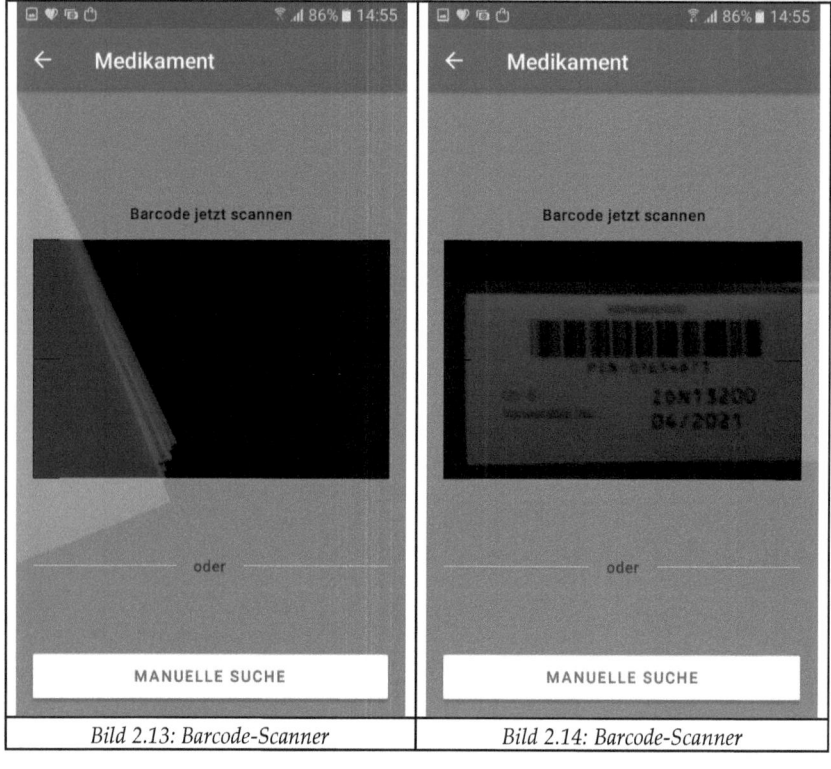

| Bild 2.13: Barcode-Scanner | Bild 2.14: Barcode-Scanner |

Es öffnet sich ein Bildschirm, in dem in der oberen Hälfte bereits das Bild der Kamera des Handys eingeblendet ist (oder alternativ unten die Suche nach einem Medikament über „Manuelle Suche" gestartet werden kann), siehe Bild 2.13.

Richten Sie das Handy und seine Kamera auf den Barcode auf der Packung Ihres Medikamentes.

In Bild 2.14 hat die Kamera des Handys den kompletten Barcode auf der Medikamenten-Packung schon erfasst (dunkel zu erkennen im Bild). Nahezu ohne jegliche Wartezeit, sobald der Barcode erkennbar ist, liest die App den Barcode und identifiziert das Medikament.

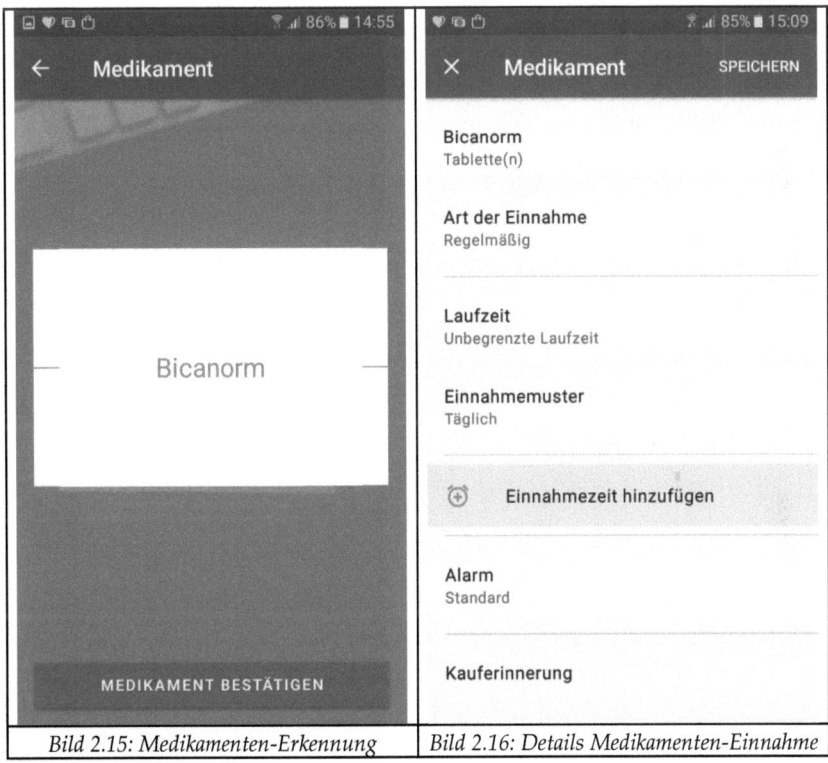

| Bild 2.15: Medikamenten-Erkennung | Bild 2.16: Details Medikamenten-Einnahme |

Ist das Medikament erfolgreich erkannt worden, wird die Kamera ausgeblendet und statt des Barcodes wird der Name, wie in Bild 2.15 „Bicanorm", angezeigt und muss noch vom Nutzer bestätigt werden („Medikament bestätigen" ganz unten).

Anschließend können, siehe Bild 2.16, wieder die Uhrzeiten und die Menge für die Einnahme eingegeben werden. Wie das funktioniert ist im vorherigen Kapitel ab Bild 2.5 beschrieben.

2.3 Medikamenten-Einnahme bestätigen

Zur eingestellten Uhrzeit (dem von Ihnen eingegebenen Erinnerungs-Zeitpunkt) erscheint auf dem Sperrbildschirm des Handys ein Hinweis mit dem Medikament und der Anzahl der Tabletten, die einzunehmen sind.

In Bild 2.17 sehen Sie beispielsweise, wie auf dem Sperrbildschirm eine Erinnerung, dass Medikamente (in diesem Beispiel: „Cellcept 500 Mg Filmtabletten 1 Tablette(n)") eingenommen werden müssen, erscheint.

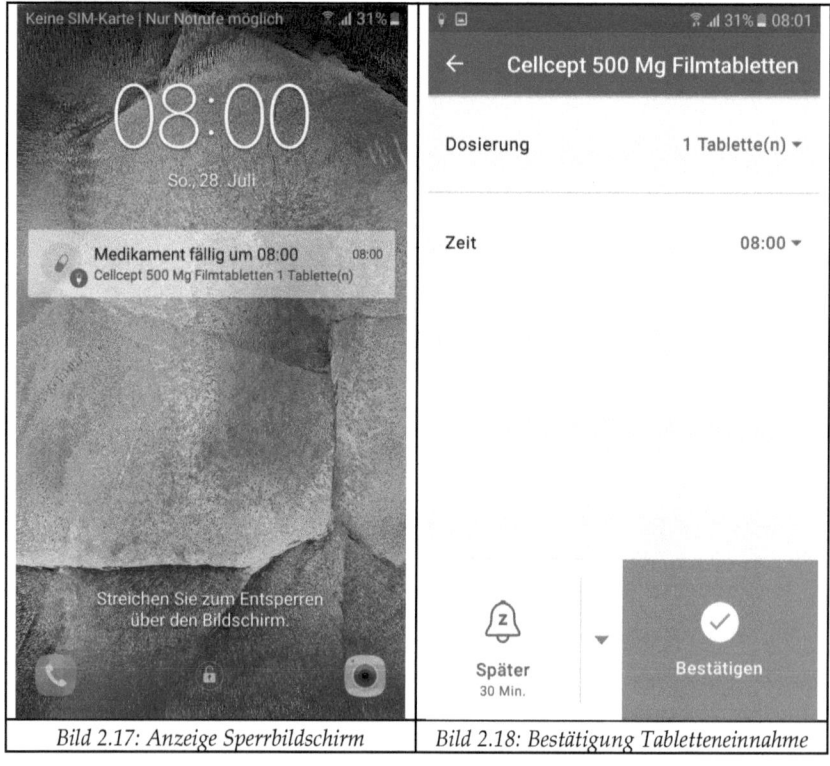

| Bild 2.17: Anzeige Sperrbildschirm | Bild 2.18: Bestätigung Tabletteneinnahme |

Haben Sie allerdings in den Einstellungen unter „Meine Privatsphäre" generische Erinnerungen aktiviert, dann erscheint lediglich eine Erinnerung „Zeit, Ihre Gesundheit in die Hand zu nehmen" (ohne Bild).

Es gibt zwei verschiedene Möglichkeiten, die Einnahme der Medikamente zu bestätigen.

Alternative 1: Erinnerung über den Sperrbildschirm bestätigen

Mit dem Tippen auf die Erinnerung im Sperrbildschirm wird die App geöffnet und der zu der Erinnerung gehörende Detailbildschirm der Medikamenten-Einnahme geöffnet, siehe Bild 2.18.

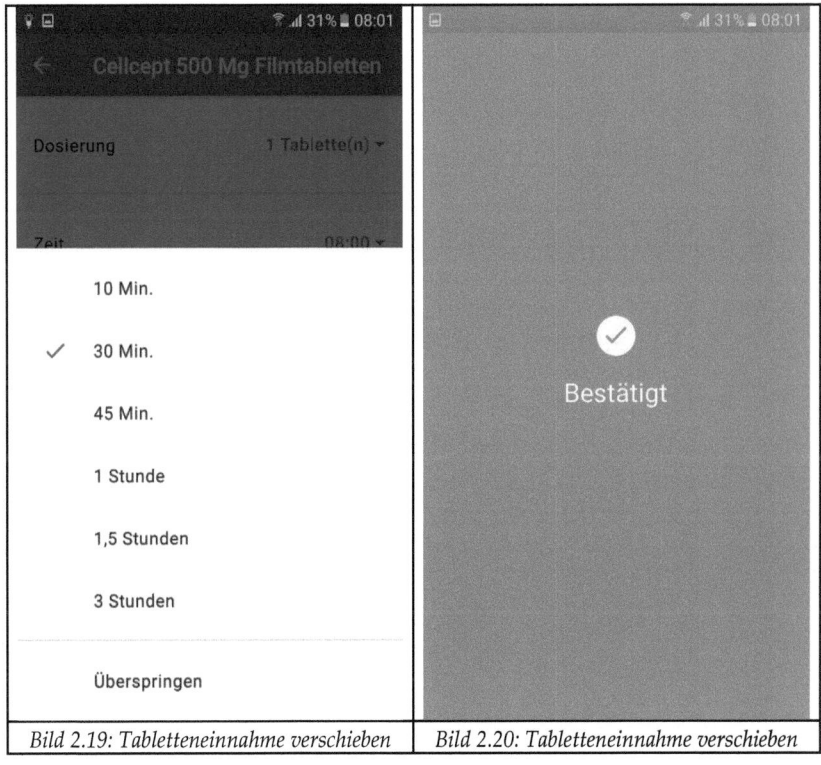

| *Bild 2.19: Tabletteneinnahme verschieben* | *Bild 2.20: Tabletteneinnahme verschieben* |

Voreingestellt sind jeweils die in der Therapie geplanten Werte, also in diesem Beispiel „1 Tablette(n)" um „8:00 Uhr". Auch wenn Sie später auf diese Weise die Medikamenten-Einnahme bestätigen wollen, sind die Werte aus der Therapie in diesem Bildschirm vorausgewählt.

Bestätigt wird die Einnahme mit der Auswahl des grünen Kastens rechts unten in Bild 2.18 („Bestätigen").

Wenn Sie die Einnahme noch nicht bestätigen, sondern sie verschieben wollen, so haben Sie mit der Schaltfläche unten links in Bild 2.18 („Später"), die Möglichkeit die Erinnerung für eine bestimmte Zeit zu verschieben oder sie gänzlich zu überspringen, d.h. ausfallen zu lassen. Mögliche Werte dazu sind in Bild 2.19 dargestellt. Tippen Sie dazu einfach auf den zutreffenden Wert.

Bild 2.21: Heute-Bildschirm

Nach Auswahl der gewünschten Verschiebung wird ebenso kurz eine Bestätigungsmeldung eingeblendet, die wieder von allein verschwindet, wie nach der Einnahmebestätigung, siehe Bild 2.20.

Die App wechselt anschließend wieder in den – nun aktualisierten – „Heute-Bildschirm". Hier sind die noch verbleibenden Medikamente für spätere Zeitpunkte am aktuellen Tag zu sehen, die eben dokumentierte Medikamenten-Einnahme aber nicht mehr, siehe Bild 2.21.

Achtung: Wenn Sie die Erinnerung in Bild 2.17 nach rechts aus dem Sperrbildschirm schieben, bestätigen Sie noch nicht die Einnahme! Die Erinnerung ist dadurch lediglich für den Sperrbildschirm ausgeblendet. Eine Bestätigung muss in jedem Fall direkt in der App erfolgen.

Wenn Sie Ihre Medikation zu einer – von der für die Erinnerung definierten – abweichenden Uhrzeit eingenommen haben und dies auch in der App dokumentieren wollen, dann können Sie dies einfach durch Ändern der Zeit im Bestätigungsbildschirm (Bild 2.18) tun.

Alternative 2: Einnahme im Heute-Bildschirm bestätigen

Öffnen Sie den „Heute"-Bildschirm mit allen noch offenen Medikamenten-Einnahmen für den heutigen Tag, siehe Bild 2.22. Fällige bzw. bereits überfällige Medikamente (wie im Beispiel die Einnahme von Bicanorm um 16:30 Uhr) werden in dieser Übersicht in roter Schrift dargestellt.

Wenn Sie auf dem „Heute"-Bildschirm die Einnahme nun durch Schieben des Medikaments nach rechts bestätigen (siehe Bild 2.23), dann wird die jeweils aktuelle Uhrzeit, zu der Sie dies tun, als Einnahmezeitpunkt eingetragen.

Wenn Sie also den „Heute"-Bildschirm, in dem die Einnahme für 16:30 Uhr eingetragen war, zum Beispiel um 16:47 Uhr aufrufen und dann die Einnahme durch das Schieben bestätigen, dann wird auch 16:47 Uhr als Einnahmezeitpunkt gespeichert.

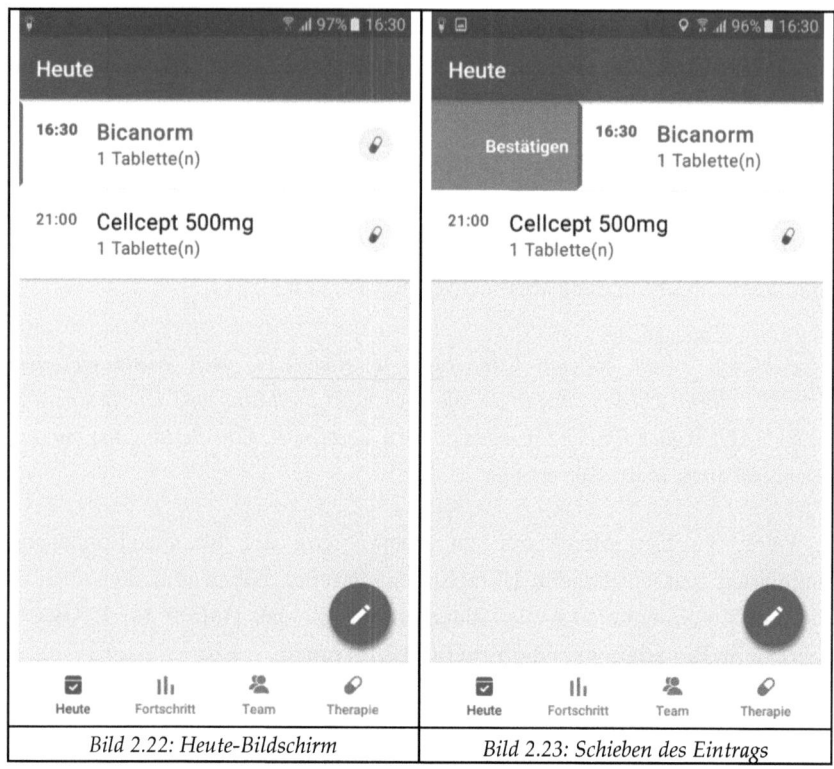

| Bild 2.22: Heute-Bildschirm | Bild 2.23: Schieben des Eintrags |

Wenn Sie dagegen im „Heute"-Bildschirm nur auf das einzunehmende Medikament tippen, dann geht der Detail-Bildschirm (Bild 2.18) auf. Wenn Sie in diesem Bildschirm nun – ohne weitere Änderungen der Uhrzeit, die auf dem Erinnerungszeitpunkt steht (im Beispiel wäre das 16:30 Uhr) – die Einnahme bestätigen, dann wird die in der Therapie geplante Uhrzeit als Einnahmezeitpunkt gespeichert (16:30 Uhr) und nicht die aktuelle Uhrzeit (16:47 Uhr).

2.4 Fortschritt - Dokumentation der Medikamenten-Einnahme

Zur Ansicht der Dokumentation, das heißt zum Beispiel der Prüfung der eingenommenen Medikamente, wählen Sie den zweiten Punkt im am unteren

Rand stehenden Hauptmenü „Fortschritt", siehe Bild 2.24.

Es gibt zwei verschiedene Ansichten, „Übersicht" und „Liste", zwischen denen hin- und hergewechselt werden kann.

In der Liste werden die Medikamente untereinander mit den je Tag dokumentierten Einnahmezeitpunkten aufgeführt. Hier wird die als tatsächliche Einnahmezeit eingegebene Uhrzeit ausgegeben, zum Beispiel „Cellcept 21:05 Uhr" und nicht die in der Therapie zur Erinnerung definierte Uhrzeit (das wäre „Cellcept 21:00 Uhr"), siehe Bild 2.24.

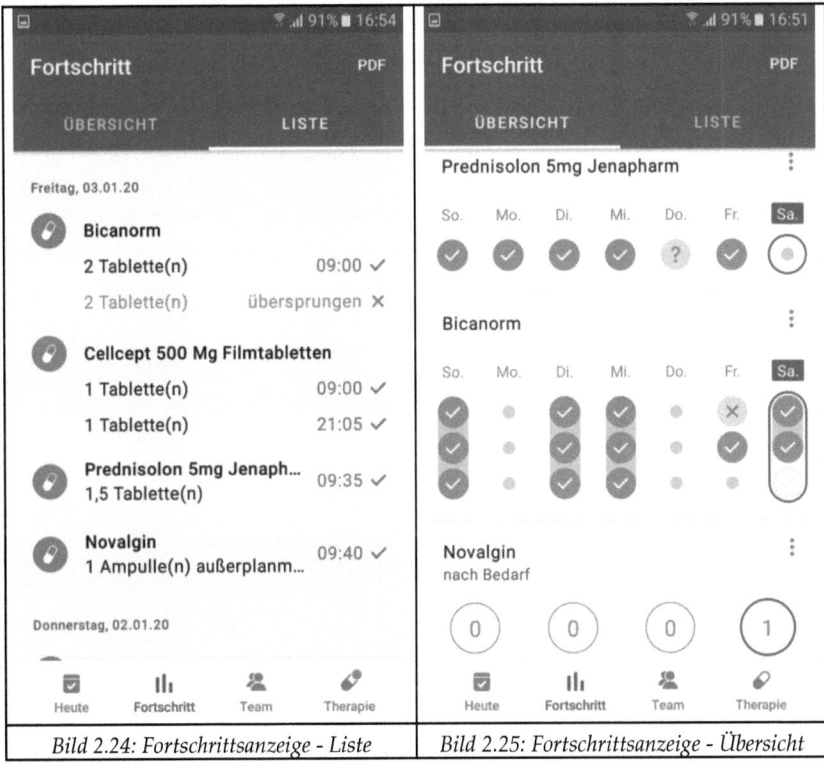

| Bild 2.24: Fortschrittsanzeige - Liste | Bild 2.25: Fortschrittsanzeige - Übersicht |

Auch Sondereinnahmen von Medikamenten (sogenannte spontane Einträge) sind in der Liste mit ihrer Einnahmezeit und dem Zusatz „außerplanmäßig" aufgeführt, im Bild 2.24 erkennbar in der Zeile unter

„Novalgin".

Einzunehmende Medikamente, deren Einnahme beziehungsweise Dokumentation bewusst übersprungen wurde, werden entsprechend aufgeführt. Dies wird in grauer Schrift und mit einem Kreuz dargestellt, zu sehen bei der zweiten Einnahme von Bicanorm in Bild 2.24 („übersprungen").

Gut gefällt mir die Übersicht des Fortschritts, in dem für die letzten sieben Tage für alle Medikamente untereinander der Status dargestellt wird (siehe Bild 2.25):

- Nach Plan eingenommene Medikamente werden mit einem weißen Haken in einem grünen Kreis dargestellt
- Medikamente, deren Einnahme geplant war, aber für die keine Dokumentation erfolgte, werden mit einem Fragezeichen in einem hellgrauen Kreis angezeigt (siehe Einnahme von Prednisolon am Donnerstag)
- Medikamente, bei denen ein sogenanntes „Überspringen" (also bewusste Nicht-Einnahme) dokumentiert wurde, werden mit einem Kreuz in einem hellgrauen Kreis ausgegeben (siehe Einnahme Bicanorm am Freitag morgen)
- Medikamente, deren Einnahme noch bevorsteht, sind mit einem hellgrauen Haken in einem weißen Kreis dargestellt (beispielsweise Bicanorm am Samstagabend).

Übrigens werden auch Medikamente, die „nach Bedarf" genommen werden, in der Übersicht angezeigt, siehe Novalgin in Bild 2.25. Hier ist in einer einfachen Darstellung jeweils nur die Anzahl der eingenommenen Tabletten pro Monat aufgeführt.

Am unteren Ende der Übersichts-Darstellung des Fortschritts findet sich ein „Anpassen"-Button, siehe Bild 2.26. Wenn Sie auf diesen tippen, können Sie die Reihenfolge der angezeigten Medikamente ändern. Das passiert durch einfaches Verschieben der angezeigten Medikament-Namen, siehe Bild 2.27, beziehungsweise der beiden waagerechten Striche an der rechten Seite.

Mit „Fertig" rechts oben speichern Sie anschließend die gemachten Einstellungen. Die Änderungen sind nur für die Reihenfolge in der „Übersicht" relevant – die Reihenfolge in der „Liste" richtet sich davon unabhängig weiter nach der Uhrzeit der Dokumentation.

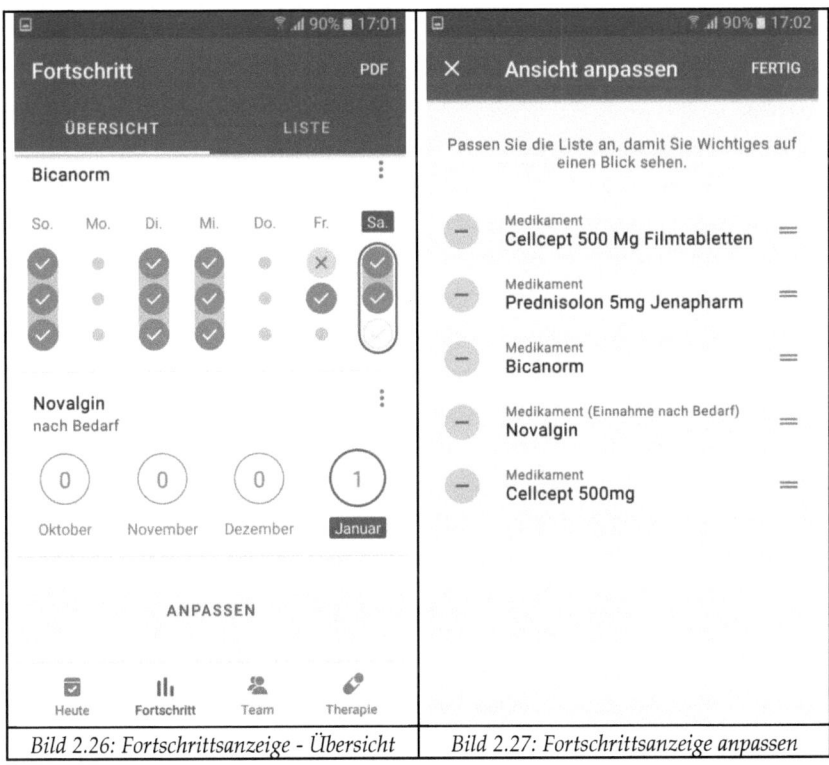

Bild 2.26: Fortschrittsanzeige - Übersicht   Bild 2.27: Fortschrittsanzeige anpassen

2.5 Datenschutz

Der Anbieter smartpatient GmbH versichert in seiner Datenschutzrichtlinie für „MyTherapy", die in der App unter „Einstellungen/ Rechtliche Hinweise" einsehbar ist, Daten nach den geltenden Bestimmungen des deutschen Datenschutzgesetzes zu erheben und zu verwenden. Dabei kann „MyTherapy" mit oder ohne Anlage eines Benutzerkontos verwendet werden.

Ohne Benutzerkonto, das heißt im Wesentlichen ohne Angabe einer E-Mail-Adresse in der App, können die Daten nicht geräteübergreifend, sondern nur lokal direkt auf dem genutzten Handy gespeichert und vor allem keine Auswertungen erstellt und versendet werden.

Sobald das Handy mit dem Internet verbunden ist, werden allerdings zu statistischen Zwecken die folgenden, technisch geprägten Daten an smartpatient übermittelt: Datum und Uhrzeit der Nutzung, verwendetes Betriebssystem und Handy, Menge der gesendeten Daten und die IP-Adresse.

Wesentlich für die Beurteilung des Datenschutzes ist die Aussage in Abschnitt 6.5 der Datenschutzbestimmung der App: "Ihre personenbezogenen Gesundheitsdaten werden von uns nicht zu anderen Zwecken verwendet und werden auch nicht an Dritte weitergegeben". Zusammenfassend ist aus meiner Sicht der Datenschutz von smartpatient für „MyTherapy" gut und transparent erklärt und akzeptabel geregelt.

Zur Aktualität, Sicherheit und Vollständigkeit lesen Sie aber bitte die Datenschutzbestimmungen der App „MyTherapy" in der jeweils aktuellen Version der App.

2.6 Fazit und Nutzen

Für jeden, der mehr als nur „einmal morgens seine Blutdruck-Tablette" nehmen muss, ist „MyTherapy" (oder eine adäquate App) aus meiner Sicht ein Muss. Die Erinnerungen inklusive der konkreten Anzahl von Tabletten einerseits und andererseits die Möglichkeit über die tatsächlich erfolgte Einnahme Buch zu führen, helfen ungemein den Überblick zu behalten und die sogenannte Adhärenz, also Einhaltung der Medikamenten-Einnahme, zu erhöhen.

Insbesondere in Fällen oder Zeiten, wo dies schwerfällt, wenn zum Beispiel die Medikation umgestellt wird und man sich an neue Medikamente oder Zeiten gewöhnen muss oder einem eben schlicht die Medikament-Einnahme ins Unterbewusstsein übergegangen sind und man sich bezüglich der Einnahmetreue unsicher ist, hilft „MyTherapy". Ich schlafe seit meiner Nutzung solcher Apps jedenfalls ruhiger als vorher, da ich mich sicher fühle, nichts vergessen zu haben.

Natürlich muss man als Patient (mit-) arbeiten und konsequent und zu sich selber ehrlich sein. Die smarten Gesundheitshelfer zeichnen nur auf, was wir ihnen eingeben. Und wenn ich eine Einnahme bestätige, die ich gar nicht gemacht habe, dann denkt man beim Nachschauen in der App, dass man zwar alles richtig gemacht hat, schadet aber nur sich selbst und seiner Gesundheit.

2.7 Ein Blick in die Zukunft

Schauen wir einmal in die Zukunft beziehungsweise betrachten wir, was heute zumindest schon technisch möglich ist.

So gut diese Apps sind und uns helfen, sie können auch einen Nachteil haben. Stellen Sie sich wieder vor, Sie sitzen vor dem Fernseher, sehen Tatort und die App erinnert Sie an die Medikamenten-Einnahme. Es ist leicht, die Erinnerung einfach zu bestätigen, um Ruhe zu haben, auch wenn Sie die Tabletten gar nicht genommen haben.

In den USA habe ich vor einiger Zeit ein Startup entdeckt, dass eine smarte Tablettenbox entwickelt hat, mit der das nicht mehr so leicht geht: Ellie Grid.

In der Tablettenbox von Ellie Grid sind sieben Fächer für sieben Medikamente, siehe Bild 2.28. Über eine App wird definiert, welches Medikament in welches Fach gelegt wurde und wann man wie viel von welchem Medikament nehmen muss.

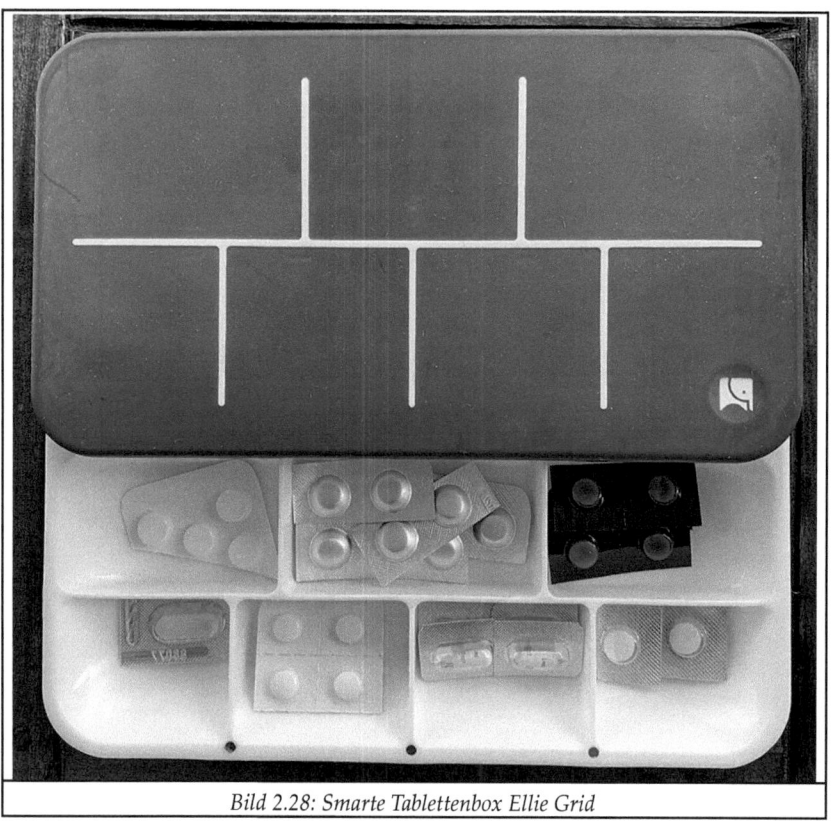

Bild 2.28: Smarte Tablettenbox Ellie Grid

Ist nun der Einnahmezeitpunkt erreicht, so erinnert einen die App an die Einnahme. Aber auch die Tablettenbox selber unterstützt bei der Erinnerung: Sie piepst sehr laut und unablässig so lange, bis sie aufgeschoben wurde. Den

Lärm der Box hört man durch geschlossene Türen auch in andere Zimmer. Um ihn zu stoppen, muss man zur Tablettenbox gehen – und wenn man diese schon, um den Ton auszuschalten, in der Hand hat und aufmacht, dann kann man auch gleich die zu nehmende Tablette heraus- und einnehmen. Dies führt zu einer weiter erhöhten Sicherheit bei der Medikamenten-Einnahme als nur die Benutzung einer normalen App.

Doch man geht noch weiter in den USA. Dort gibt es bereits Pillen mit Sensoren, die geschluckt werden und dann – erst durch die Interaktion mit Magensäure – ein Signal senden, dass sie wirklich genommen wurden. Heute senden sie dieses Signal meist an ein Pflaster, das sich der Patient auf die Haut kleben muss und das dann wiederum die Bestätigung der Einnahme an eine App sendet.

Der Fokus liegt momentan auf der Verwendung dieser smarten Tabletten bei psychischen Krankheiten wie Schizophrenie oder bipolaren Störungen, wo es für die Ärzte sehr wichtig ist, zu wissen, dass der Patient seine Medizin wirklich genommen hat.

Aber wer weiß schon, wie lange es dauern wird, bis solche „aufgerüsteten Medikamente" auch für Krankheiten wie Bluthochdruck oder ähnliches verwendet werden. Trotz der Vorteile – man müsste als Patient gar keine Eingaben mehr machen und nur auf die App schauen, welche Tabletten Signale nach einer Einnahme gesendet haben – fühle ich mich bei diesen Prozessen an „big brother" und einen Überwachungsstaat erinnert.

2.8 Weiterführende Informationen

Eine Übersicht über Neuigkeiten und alle Artikel zur Medikamenten-Einnahme auf meiner Webseite finden Sie unter www.meine-gesundheitshelfer.online/produkte/zur-medikamenten-einnahme/

Weitere Anleitungen und Bücher zu diesem Thema finden Sie auch auf www.meine-gesundheitshelfer.online/meine-produkte/

3. Medikamente bestellen einfach gemacht

3.1 Einleitung

Patienten mit einer chronischen Nierenerkrankung müssen viele Medikamente einnehmen. Es gab Zeiten, da hatte ich rund 25 Tabletten täglich zu nehmen.

Dafür muss regelmäßig Nachschub besorgt werden. Eine Zeitlang war ich alle zwei Wochen in meiner Transplantations-Ambulanz. Fast jedes Mal bekam ich ein neues Rezept ausgehändigt, zum Auffüllen eines meiner Medikamente oder ein neues Medikament in der Phase, in der wir um mein Transplantat kämpften und fast bei jedem Besuch medikamentös etwas veränderten.

Zur Unterstützung des Prozesses der Nachbestellung von Medikamenten nutze ich eine Apotheken-App. Vom Herausgeber der Apotheken Umschau, dem Wort & Bild Verlag Konradshöhe, gibt es zum Beispiel mit „Apotheke vor Ort" eine sehr hilfreiche App für Android und iOS.

Diese App steht hier exemplarisch für mittlerweile eine ganze Reihe an verschiedenen Apotheken-Apps wie zum Beispiel auch die „ApothekenApp" vom Deutschen Apotheker Verlag, dem „Apothekenfinder" von der Bundesvereinigung Deutscher Apothekerverbände (ABDA), „Deine Apotheke" von der ADG Apotheken-Dienstleistungsgesellschaft, Einkaufs-Apps von Versandapotheken oder zahlreichen Apps von einzelnen Apotheken, die diese für sich selber entwickelt haben.

Dabei bieten die Apps der einzelnen Apotheken oft die Funktion der Vorbestellungen, meist erweitert um Zusatzfunktionen wie die Anzeige von aktuell geöffneten Notdienst-Apotheken. Viele dieser Apps basieren auf der im folgenden vorgestellten App „Apotheke vor Ort" und sind lediglich angepasste beziehungsweise individualisierte Versionen davon.

Dieses Kapitel (Stand Januar 2020) basiert auf der Android-Version 8.4.1 der App „Apotheke vor Ort".

3.2 Apotheke vor Ort - Stammapotheke definieren

Als wichtigster Punkt – noch vor dem Start der Nutzung von „Apotheke vor Ort" – wird direkt nach der Installation der App die in der Folge zu verwendende Standard-Apotheke des Nutzers definiert.

Dabei gibt es zwei Varianten zur Suche der passenden Apotheke, zwischen denen man rechts oben mit den Icons von einer gefalteten Landkarte (siehe Bild 3.1) und einer Liste (siehe Bild 3.3) hin- und herschalten kann.

Im Listen-Suchmodus kann man sehr einfach über eine der folgenden vier verschiedenen Möglichkeiten nach seiner Stamm-Apotheke suchen:
- Eingabe der Postleitzahl der Apotheke (*Achtung: es werden nur die Apotheken als Treffer aufgeführt, die im Bereich der konkreten Postleitzahl liegen. So funktioniert es nicht, die eigene Postleitzahl einzugeben und zu hoffen, dass Apotheken im Umkreis mit einer anderen Postleitzahl ausgegeben werden*)
- Eingabe des Apotheken-Namens (*Achtung: hier müssen ganze Wörter eingegeben werden, so funktioniert weder „Mary" für „Mary's Apotheke" noch „Herz" für „Herz-Apotheke" in den Screenshots*)
- Eingabe des Codeschlüssels der Apotheke

Als Ergebnis bekommt man eine Liste mit den zu den Suchkriterien passenden Apotheken, siehe Bild 3.1 für die Postleitzahl-Suche (mit der Eingabe „85586") und Bild 3.2 für die Suche mit einem Apotheken-Namen (mit der Eingabe „mary's").

Mit dem Antippen einer der gefundenen Apotheken wird die jeweilige Detailansicht der Apotheke angezeigt, siehe Bild 3.5.

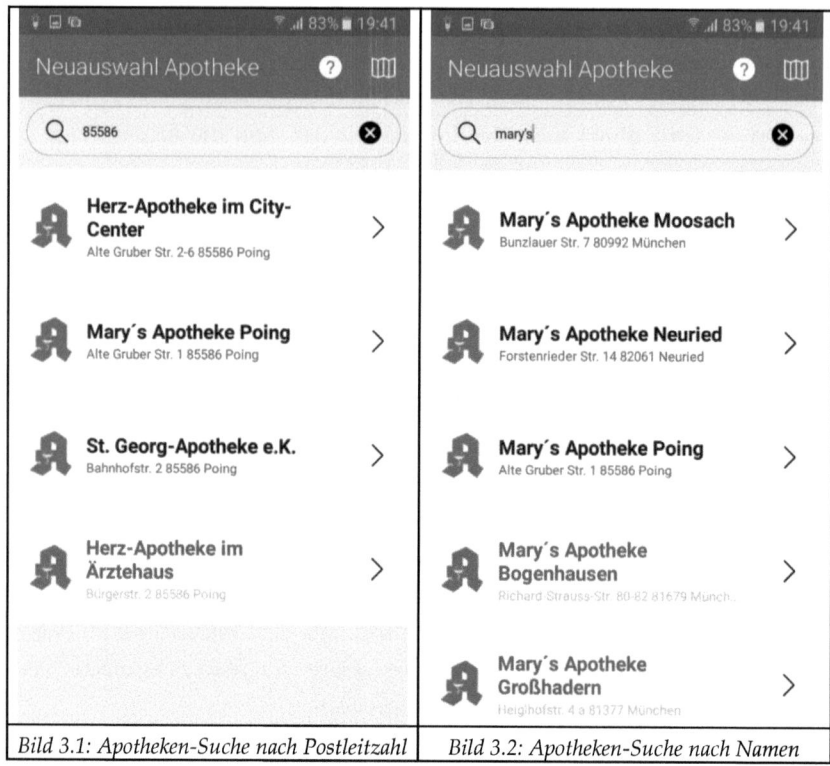

| Bild 3.1: Apotheken-Suche nach Postleitzahl | Bild 3.2: Apotheken-Suche nach Namen |

Alternativ kann über die Landkarte gesucht werden, die beim ersten Aufruf der App ganz Deutschland darstellt, siehe Bild 3.3.

Hier kann man sich einerseits auf der Karte bewegen und den Ausschnitt manuell vergrößern, um die passende Apotheke quasi per Hand auf der Karte zu finden. Andererseits kann man eine Postleitzahl eingeben und bekommt den entsprechenden Kartenausschnitt mit den dazugehörigen Apotheken auf der Landkarte angezeigt, siehe Bild 3.4.

Gibt man allerdings – analog der Listensuche – eine Postleitzahl ein, in deren Bereich es keine Apotheke gibt, dann funktioniert auch die Aktualisierung der Karte nicht. Man kann also nicht die eigene Postleitzahl eingeben und von dort über reine Umkreissuche nach der richtigen Apotheke suchen.

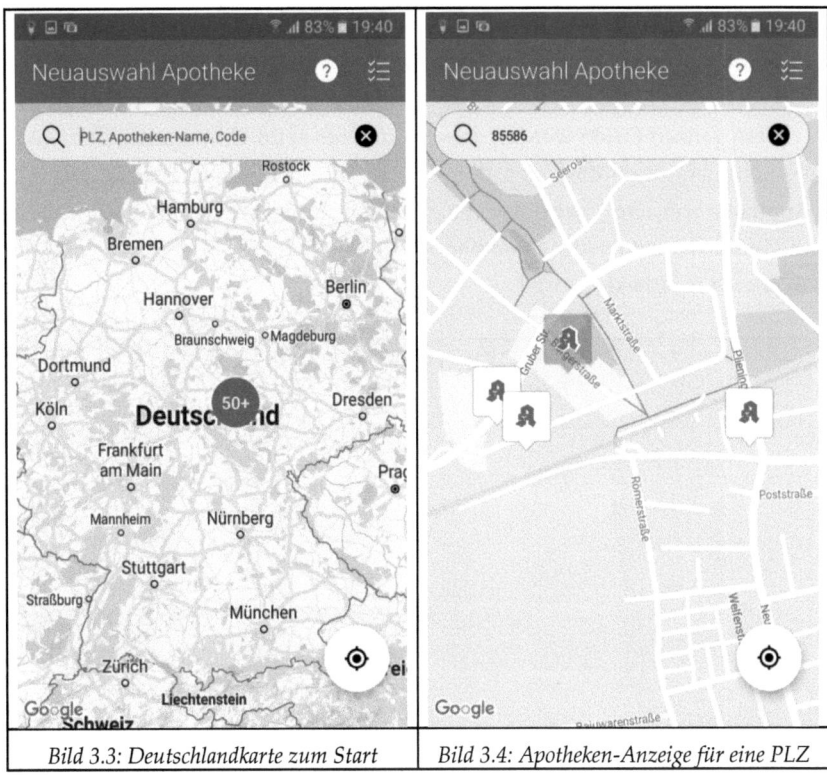

| Bild 3.3: Deutschlandkarte zum Start | Bild 3.4: Apotheken-Anzeige für eine PLZ |

Wählt man nun eines der in der Landkarte eingetragenen Apotheken-Symbole (in Bild 3.4) aus, so bekommt man auch in diesem Fall einen Bildschirm mit den Details der betreffenden Apotheke angezeigt, siehe Bild 3.5.

In dieser Detailansicht sieht man die Daten der ausgewählten Apotheke. Neben der genaueren Ansicht auf einer Karte in der oberen Hälfte werden die Adresse, Telefonnummer, Mailadresse und Internetseite angezeigt. Über den Button ganz unten, "Wähle diese Apotheke aus", kann die Apotheke nun als Standard-Apotheke in der App eingestellt werden.

Mit der Definition als Standard-Apotheke werden dann automatisch ihre Adresse, Öffnungszeiten, Telefonnummer und E-Mail-Adresse hinterlegt, sodass in der Folge in der App jederzeit – ohne Suchen im Internet oder in den Kontakten im Handy – die Apotheke einfach kontaktiert werden kann.

Diese ganzen Daten werden dabei automatisch im Hintergrund in die App übernommen, ohne dass sich der Nutzer darum kümmern muss. Die App „Apotheke vor Ort" wird bei zukünftigen Aufrufen dann also quasi als individualisierte App der Stammapotheke des Nutzers dargestellt, siehe Bild 3.6 „Meine Apotheke".

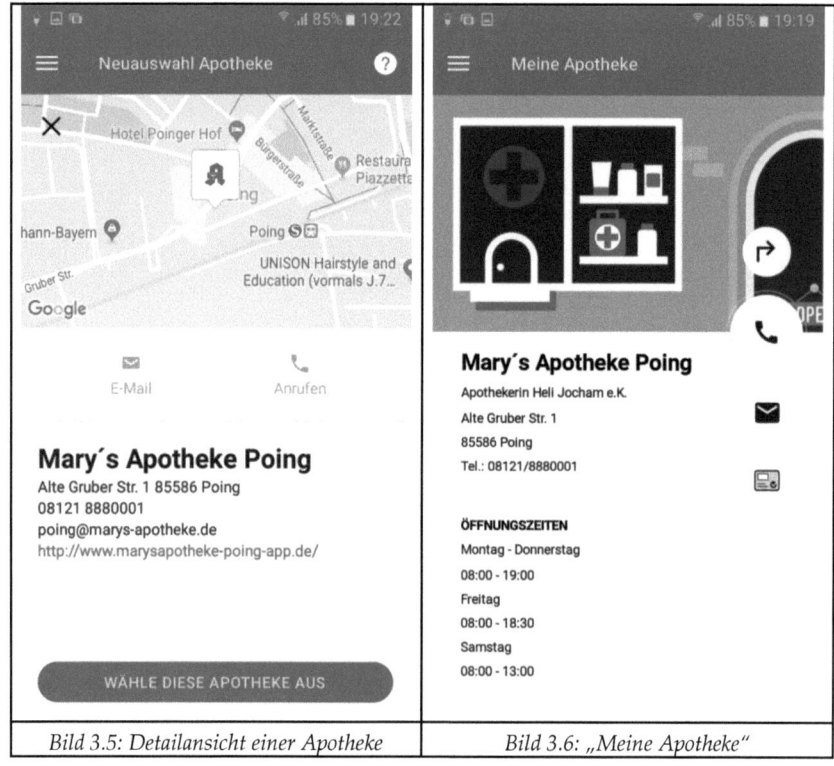

| Bild 3.5: Detailansicht einer Apotheke | Bild 3.6: „Meine Apotheke" |

Während der Speicherung der Apothekendaten werden übrigens noch zwei Nutzereinstellungen abgefragt. Da ist zum einen die Frage, ob der Nutzer Nutzungsdaten aktivieren möchte („Nutzungsdaten aktivieren?..."), mehr dazu siehe Kapitel 3.6 Datenschutz, und zum anderen die Frage, ob man mit einer frei wählbaren, 4-stelligen PIN oder einem über ein Quadrat mit neun Punkten zu zeichnendes Muster die App vor unbefugtem Zugriff schützen möchte („Möchten Sie Ihre App vor fremdem Zugriff schützen?").

3.3 Überblick Basis-Funktionalitäten

Die zahlreichen verschiedenen Informationen und Dienste der App „Apotheke vor Ort" aus dem Hauptmenü passen nicht auf eine Bildschirmseite, deshalb sind sie in den folgenden beiden Screenshots (überschneidend) dargestellt, siehe Bilder 3.7 und 3.8.

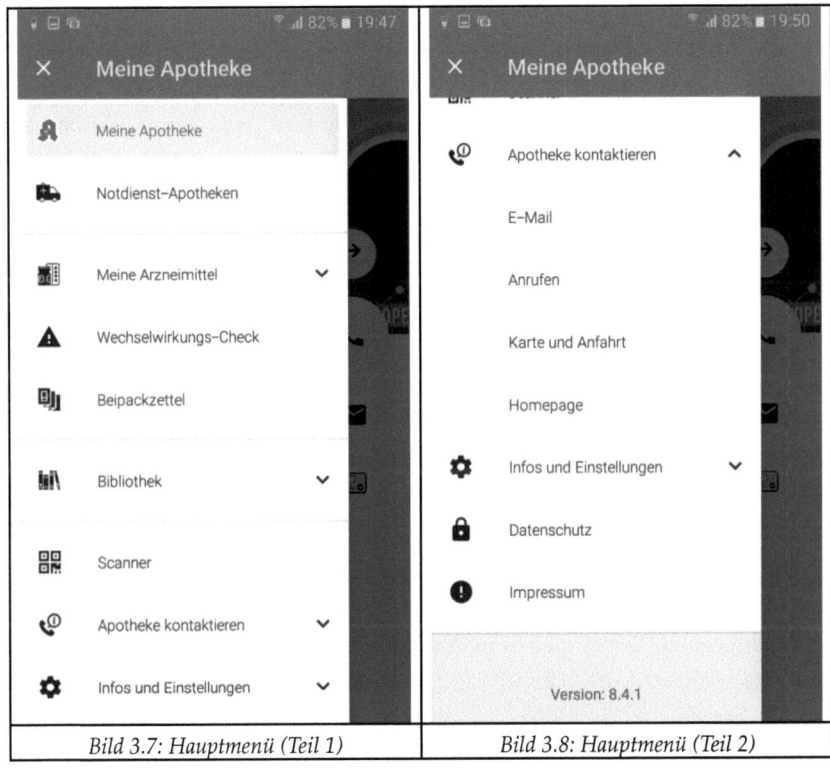

| Bild 3.7: Hauptmenü (Teil 1) | Bild 3.8: Hauptmenü (Teil 2) |

Die gespeicherten Daten der Stamm-Apotheke können direkt zur

Kontaktaufnahme verwendet werden. Unter dem ausklappbaren Menüpunkt „Apotheke kontaktieren" (in Bild 3.8) sind zunächst einmal „E-Mail" oder „Anrufen" auszuwählen.

Anschließend kommen noch Einträge, über die man die Umgebungskarte der Apotheke aufrufen (und hierüber auch die Navigation zur Apotheke starten) kann, Menüpunkt „Karte und Anfahrt", sowie ein Link auf die Homepage der Apotheke, Menüpunkt „Homepage".

3.4 Medikamente vorbestellen

Als jemand, der regelmäßig viele Medikamente einnehmen und somit besorgen muss oder bei dem Medikamente ausgetauscht werden beziehungsweise neue hinzukommen, ist in der App die Funktion der unverbindlichen Reservierung (von Medikamenten) allein schon ein überzeugender Nutzungsgrund für mich.

Den Prozess der Bestellung von Medikamenten, was die unverbindliche Reservierung letzten Endes ist, findet man im Hauptmenü unter dem Punkt „Meine Arzneimittel", siehe Bild 3.9, als „Meine unverb. Reservierungen".

Mit der Auswahl des Menüpunktes „Meine unverb. Reservierungen" ergeben sich im nächsten sich öffnenden Fenster mehrere Möglichkeiten der Reservierung beziehungsweise Bestellung von Medikamenten.

Zum einen wird dem Nutzer eine Übersicht über seine früheren Reservierungen, die man so einfach wiederherstellen und erneut reservieren kann, angezeigt. Dabei gibt es je Reservierung die Angabe des Datums und die Möglichkeit, die Details aufzurufen und sich anzusehen (ohne Abbildung).

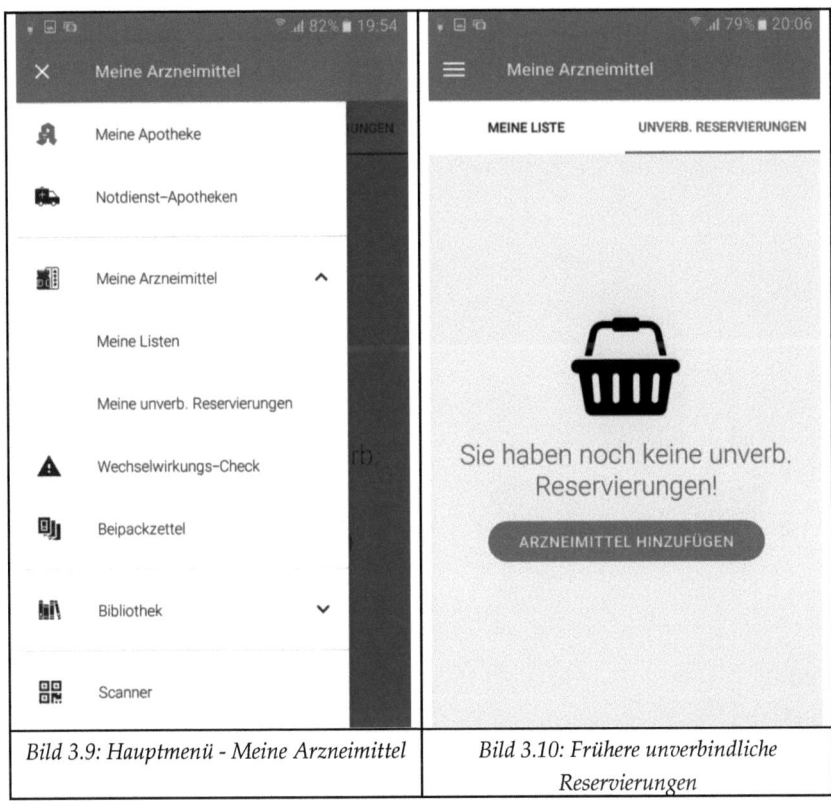

| Bild 3.9: Hauptmenü - Meine Arzneimittel | Bild 3.10: Frühere unverbindliche Reservierungen |

Zusätzlich wird am unteren Ende des Bildschirms ein roter Button „Neue unverb. Reservierung" eingeblendet, über den eine neue Reservierung gestartet werden kann. Es öffnet sich dazu der in Bild 3.11 dargestellte Bildschirm.

Benutzt man diese Funktion das erste Mal, so gibt es noch keine unverbindlichen Reservierungen und man muss über den Button „Arzneimittel hinzufügen" die Erfassung beginnen, siehe Bild 3.10. Auch in diesem Fall öffnet sich als nächstes der in Bild 3.11 dargestellte Bildschirm.

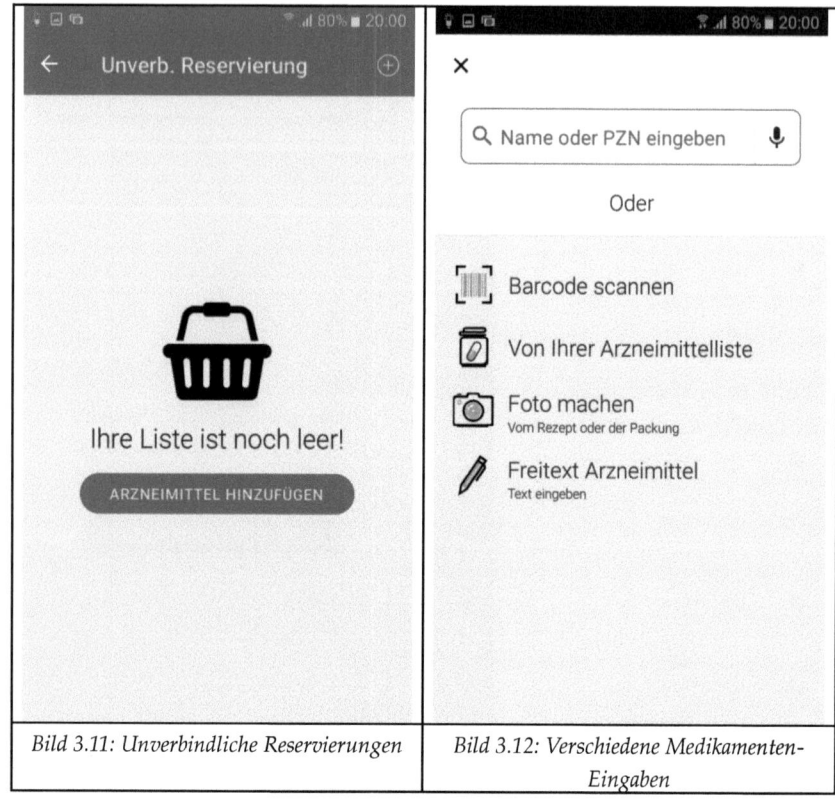

Bild 3.11: Unverbindliche Reservierungen	Bild 3.12: Verschiedene Medikamenten-Eingaben

In diesem Bildschirm kann man nun mit Hilfe des Buttons „Arzneimittel hinzufügen" oder mit dem eingekreisten Pluszeichen rechts oben die Erfassung starten. In beiden Fällen öffnet sich Bild 3.12.

Die für die Reservierung gewünschten Medikamente kann man nun auf verschiedenen Wegen erfassen:

- Es kann nach einem Medikament durch Eingabe seines Namens oder seiner PZN, der eindeutigen Pharmazentralnummer, in das Suchfeld am oberen Ende des Bildschirms gesucht werden
- Es kann der Barcode einer Medikamenten-Packung zur Vorbestellung gescannt werden („Barcode scannen")
- Man kann aus den in der App gespeicherten Arzneimitteln auswählen, was vorbestellt werden soll („Von Ihrer Arzneimittelliste")

- Es kann ein Foto vom Rezept oder der Medikamenten-Packung gemacht und an die Apotheke zur Vorbestellung geschickt werden („Foto machen")
- Oder Sie können ein Arzneimittel per Hand eintippen („Freitext Arzneimittel")

Am einfachsten funktioniert aus meiner Sicht die Möglichkeit mit dem Foto des Rezeptes. Denn die meisten meiner Medikamente sind verschreibungspflichtig und so benötige ich sowieso ein Rezept meines Arztes.

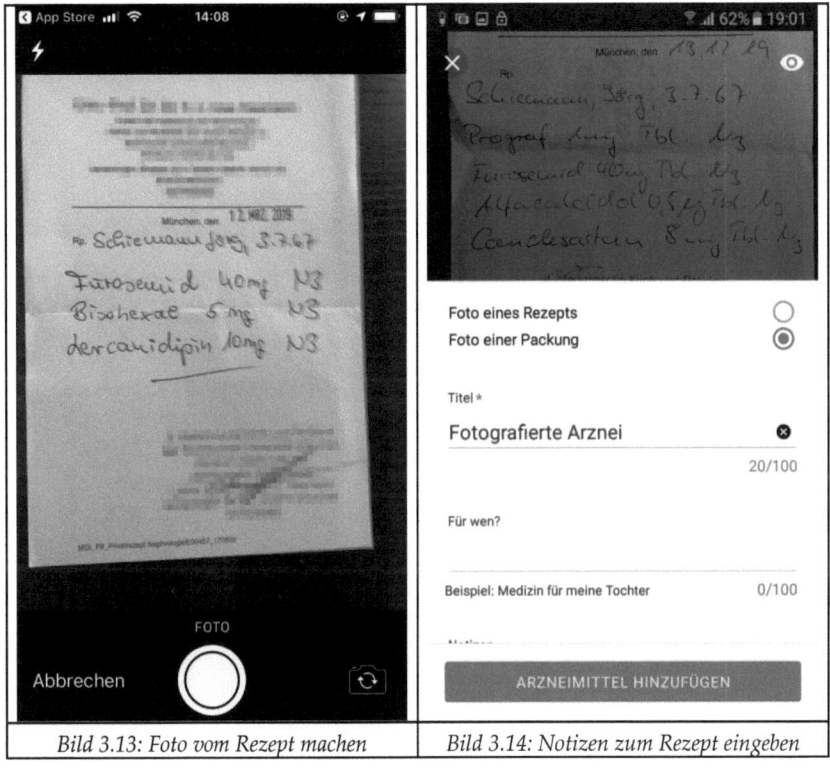

| Bild 3.13: Foto vom Rezept machen | Bild 3.14: Notizen zum Rezept eingeben |

Bei der Auswahl des Punktes „Foto machen" öffnet sich die Handykamera und man kann das Rezept bequem und einfach abfotografieren, siehe Bild 3.13. Das Foto wird angezeigt und man kann auswählen, ob es gut genug zur Verwendung bei der Bestellung ist oder man glaubt, ein neues Foto machen zu müssen.

Für die Medikamente kann an dieser Stelle auch angegeben werden, ob der Arzt „(Nec) Aut idem" (Medikament darf nicht ausgetauscht werden) auf dem Rezept angekreuzt hat.

Anschließend kann man noch bei Bedarf ein paar Angaben machen, das ist aber kein Muss, siehe Bild 3.14. Korrekterweise sollte man aber direkt unterhalb des Fotos angeben, ob es sich um das Foto eines Rezeptes oder einer Medikamentenpackung handelt.

Zum Abschluss wird das Foto mit dem Button „Arzneimittel hinzufügen" in den Warenkorb der Vorbestellung gelegt und als kleines Icon angezeigt, siehe Bild 3.15.

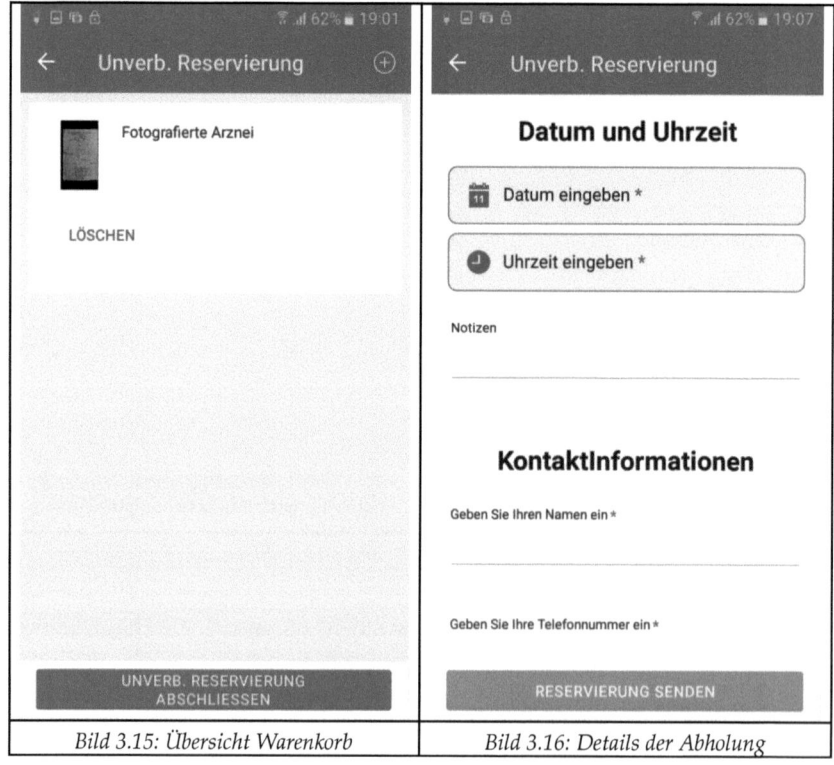

| Bild 3.15: Übersicht Warenkorb | Bild 3.16: Details der Abholung |

Nach Betätigung des Buttons "Unverb. Reservierung abschliessen" kommt man auf eine Bildschirmseite, auf der die Details zur Abholung eingegeben werden (Bild 3.16). So können das Datum und die Uhrzeit der voraussichtlichen Ankunft in der Apotheke zur Abholung eingegeben werden.

Die Kontaktdaten des Nutzers müssen für eventuelle Rückfragen seitens der Apotheke bei Schwierigkeiten mit der Reservierung eingegeben werden. Dies sind der Name, die Telefonnummer und die E-Mail-Adresse. Wie man in Bild 3.17 unten sieht, können die einmal in die App eingegebenen Kontaktinformationen für die spätere Wiederverwendung gespeichert werden („Speichere meine Daten"), damit diese nicht jedes Mal wieder neu eingetippt werden müssen.

Eine Notiz an die Mitarbeiter der Apotheke kann ebenfalls ergänzt werden. Weitere Daten zum Beispiel zur Krankenkasse, können bei Bedarf eingegeben werden, siehe Bild 3.17.

Zur Abholung wähle ich in der Regel einen Termin, der am nächsten Tag liegt, da ich von meiner Apotheke weiß, dass dann auch nicht vorrätig lagernde Medikamente von ihr rechtzeitig besorgt werden können und spätestens zu diesem Zeitpunkt zur Abholung da sind.

Positiv: Es findet übrigens eine automatische Prüfung der eingegebenen Uhrzeit gegen die Öffnungszeiten der Stamm-Apotheke statt! So wird man von der App gewarnt, wenn man einen Termin eingibt, zu dem man vor verschlossenen Türen stehen würde.

Nach dem Klick auf den Button „Reservierung senden" startet dann die Übertragung der unverbindlichen Reservierung an die Apotheke. Wenn die Vorbestellung erfolgreich übermittelt wurde, wird dies von der App angezeigt. Man kann nun noch die eingetragene Abholzeit automatisch in die Kalender-App des Smartphones übernehmen und dort speichern.

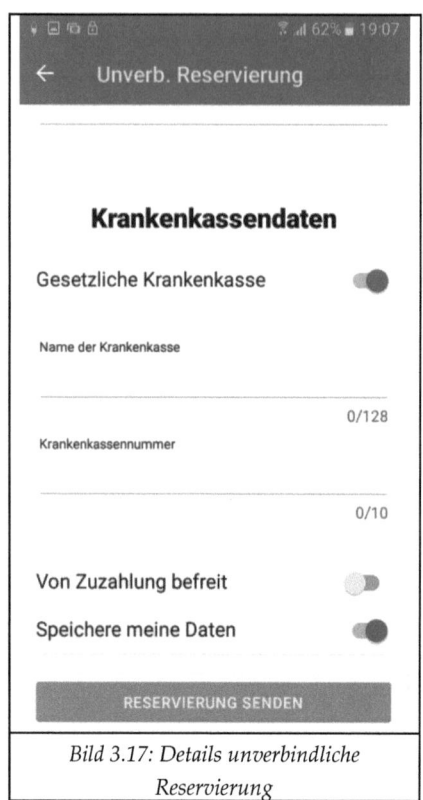

Bild 3.17: Details unverbindliche Reservierung

Neben einer Bestätigung der unverbindlichen Reservierung in der App selber erhält man noch eine Bestätigungsmail. Diese Mail enthält, wie in Bild 3.18 zu sehen ist, neben der Eingangsbestätigung und der eingegebenen Abholzeit noch einmal das Foto des Rezeptes als Anhang, sodass bei Bedarf kontrolliert werden kann, was bestellt wurde.

Dies ist ein einfacher, aber wirksamer Prozess, den ich für alle meine Medikamente nutze, unabhängig davon, ob es sich um Standardmedikamente handelt, die die Apotheke vorrätig hat und ich einfach nur vorbeigehen und sie abholen könnte, oder um Medikamente für die die Apotheke selber Vorlauf braucht, da sie diese erst organisieren muss.

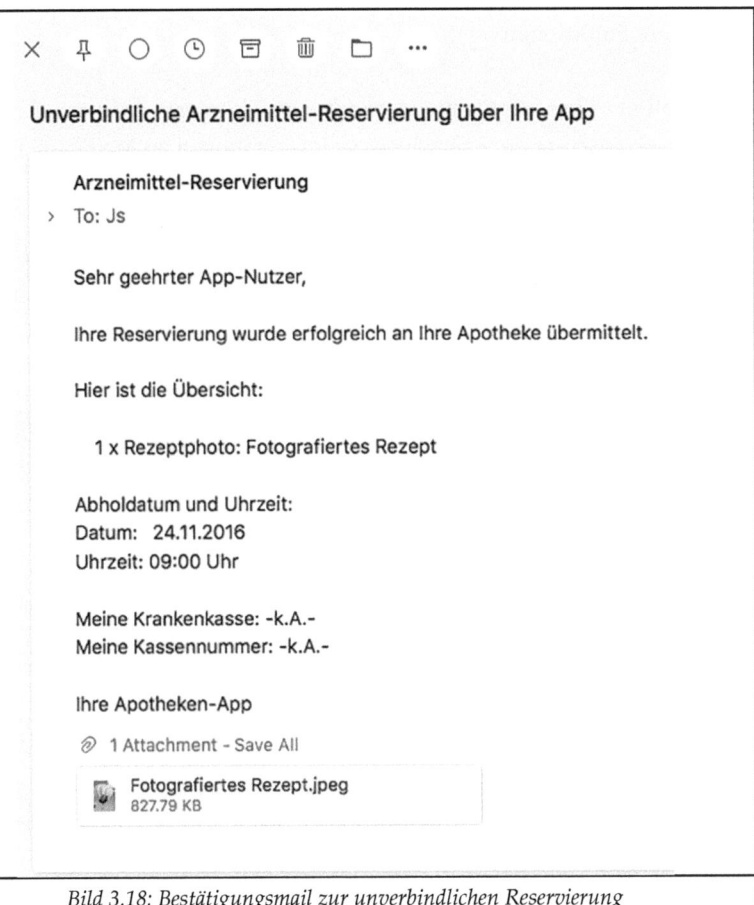

Bild 3.18: Bestätigungsmail zur unverbindlichen Reservierung

Tipp: Meist schon, wenn ich vom Arzt mit dem neuen Rezept herauskomme, fotografiere ich es mit der App und bestelle die notwendigen Medikamente. Mit der Angabe einer Uhrzeit am nächsten Tag, an dem ich sie abholen möchte, habe ich es noch nie erlebt, dass ich vergeblich oder zweimal zu meiner Apotheke gehen musste, weil ein Medikament nicht vorhanden war. Selbst wenn es Engpässe geben sollte, so werden mit der Vorbestellung entsprechende Kommunikationsdaten an die Apotheke übermittelt, die dann direkt mit mir Kontakt aufnimmt und das weitere Vorgehen bespricht.

3.5 Weitere Funktionen

„Apotheke vor Ort" bietet noch verschiedene Informationen zur Gesundheit, insbesondere verschiedene Informationen zu Medikamenten, wie man im Hauptmenü der App in Bild 3.19 sieht.

Dabei ist zunächst die Möglichkeit zu nennen, einen Wechselwirkungs-Check für Medikamente durchzuführen. Allerdings nutzt die App dabei nicht die vom Nutzer gegebenenfalls unter „Meine Arzneimittel / Meine Listen" eingegebenen Medikamente.

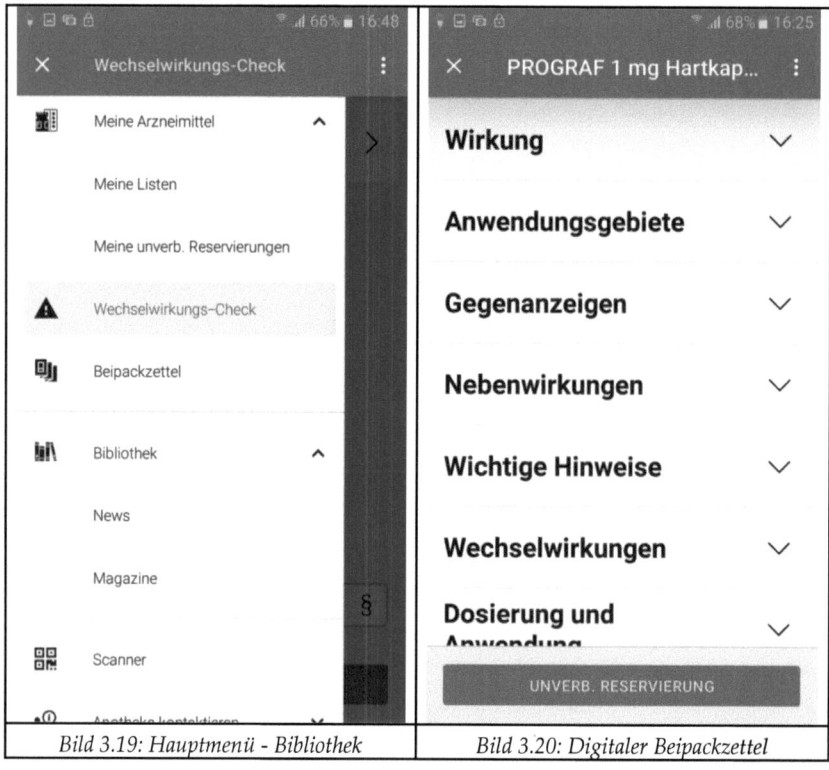

| Bild 3.19: Hauptmenü - Bibliothek | Bild 3.20: Digitaler Beipackzettel |

Stattdessen müssen für den Wechselwirkungscheck alle Medikamente, deren Wechselwirkungen geprüft werden sollen, in dem entsprechenden Menüpunkt (erneut) eingegeben werden. Der Check selber erfolgt über einen

Zugriff auf eine Wechselwirkungsdatenbank und funktioniert auch für mehr als zwei Medikamente.

Weiterhin können Beipackzettel für beliebige, einzugebende Medikamente aufgerufen und angezeigt werden. Die typischen Überschriften der einzelnen Abschnitte eines Beipackzettels werden ausgegeben, siehe Bild 3.20, und können für die Details zum Lesen aufgeblättert werden.

Unter dem Menüpunkt „Bibliothek" kann der Nutzer verschiedene News, Neuigkeiten, abrufen, siehe Bild 3.21, und sich eine Übersicht über die Themen der aktuellen Apotheken-Umschau verschaffen, siehe Bild 3.22. Ganze Artikel aus der Apotheken-Umschau sind allerdings nicht auf dem Handy abrufbar.

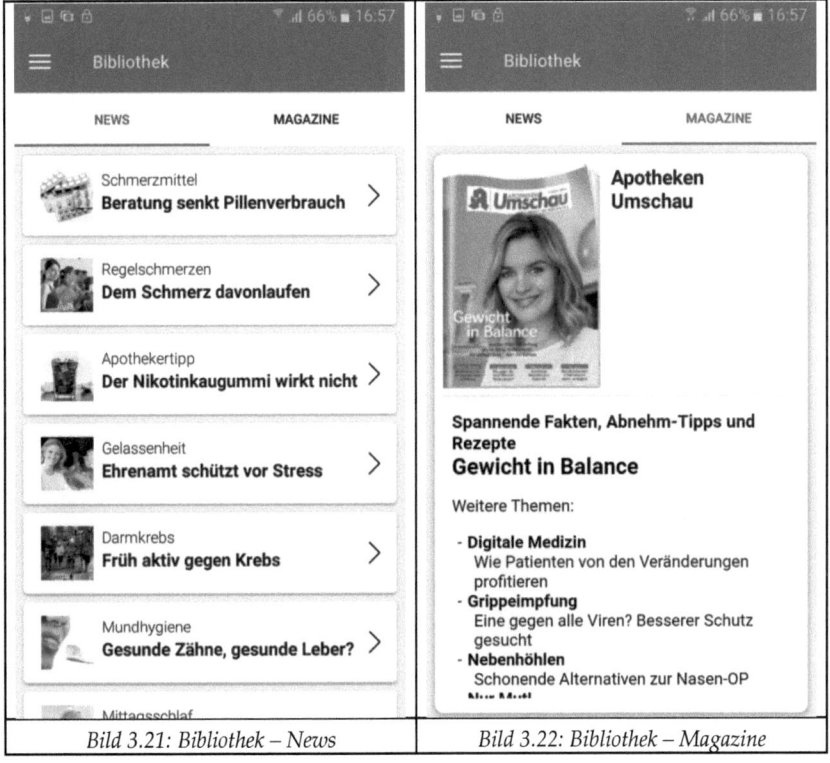

Bild 3.21: Bibliothek – News   Bild 3.22: Bibliothek – Magazine

Weitere über das Hauptmenü aufrufbare Funktionen:

- ◆ Über die Postleitzahl oder das vom Handy verwendete GPS können die geöffneten Notdienst-Apotheken in der Umgebung ermittelt werden, Menüpunkt „Notdienst-Apotheken".

- ◆ Mit Hilfe des Menüpunktes „Scanner" können für einige Artikel der Apotheken Umschau zusätzliche Informationen abgerufen werden.

Einen Schwerpunkt in der App bilden aber natürlich die vielen Informationen rund um Medikamente. So können einzunehmende Medikamente in der App (inklusive eigener Notizen) gespeichert werden und wesentliche Informationen vom Beipackzettel oder zu Wechselwirkungen dieser oder auch anderer frei einzugebender Medikamente nachgelesen werden.

3.6 Datenschutz

Auch bei der Nutzung der App Apotheke vor Ort werden zunächst einmal die üblichen Nutzungsdaten erhoben:

- IP-Adresse des Gerätes
- Name der abgerufenen URL
- Datum und Uhrzeit des Abrufs
- Übertragene Datenmenge
- Meldung, ob der Abruf erfolgreich war
- Der Standort des Gerätes, um zum Beispiel Notdienstapotheken in der Nähe anzuzeigen (wenn Sie dem initial zugestimmt haben)

Die Lokalisierung erleichtert die Nutzung verschiedener Funktionen der App (Apotheken-Suche und Notdienst-Apotheken-Suche), kann aber vom Nutzer auch ausgeschaltet werden. Dann können die entsprechenden Funktionen nur über die Eingabe einer Postleitzahl durchgeführt werden.

Zur Fehleranalyse können Zugriffsdaten mit verkürzter IP-Adresse gespeichert werden. Dabei gibt der Wort & Bild Verlag Konradshöhe an, dass diese Daten nur solange wie notwendig auf Servern in Deutschland gespeichert und anschließend wieder gelöscht werden. Zugriffsdaten dieser Art werden an Dritte nur weitergegeben, soweit der Verlag gesetzlich oder per Gerichtsentscheid dazu verpflichtet ist.

Die Daten werden auf besonders geschützten Servern in Deutschland gespeichert, „eine Weitergabe zu anderen nichtkommerziellen oder zu kommerziellen Zwecken erfolgt nicht", heißt es unter „Datenschutz" in der App.

Bestellt man über die App seine Medikamente (oder reserviert sie unverbindlich vor), so muss klar sein, dass auf diesem Weg die dafür notwendigen Daten zur Apotheke gelangen. Wenn Sie also das Rezept fotografieren, so sind die darauf stehenden Informationen wie der Name des Patienten und des verschreibenden Arztes sowie die verschriebenen Medikamente für die Bestellung notwendig und werden übermittelt.

Die durch die App und angeschlossenen Systeme versendeten Mails, beispielsweise die Bestätigung der Reservierung, werden unverschlüsselt übertragen.

Zugriff auf das Internet ist bei den folgenden Funktionen notwendig:

- Notdienstsuche
- Apothekensuche
- News
- Eigene Angebote der ausgewählten Apotheke (Stammapotheke)
- Beipackzettel
- Ermittlung des Ergebnisses beim Wechselwirkungs-Check

Informationen zu Marketing- und Optimierungszwecken werden an die AT Internet GmbH mit einer anonymisierten Gerätekennung übertragen. Eine Zuordnung des Gerätes zur entsprechenden Person ist damit nicht möglich. Die Funktion dieser Datenerhebung kann aber auch im Menüpunkt „Nutzungsdaten / Tracker" deaktiviert werden.

Im lokalen Speicher des Smartphones können folgende Daten der App gespeichert werden:

- Ihre Liste „Meine Arzneimittel"
- Von Ihnen erstellte Fotos von Arzneimitteln und Rezepten
- Ihre gespeicherten unverbindlichen Arzneimittel-Reservierungen und die in diesem Zusammenhang erstellten Fotos sowie Freitext-Einträge
- Alle im Zusammenhang mit Ihren Wechselwirkungschecks eingegebenen Daten

Zur Aktualität, Sicherheit und Vollständigkeit lesen Sie aber bitte die Datenschutzbestimmungen der App „Apotheke vor Ort" in der jeweils aktuellen Version der App.

3.7 Nutzen und Fazit

„Apotheke vor Ort – Ihre Stammapotheke" ist für alle, die sich regelmäßig Medikamente besorgen müssen, eine sehr hilfreiche App. Die Bequemlichkeit und Zeitersparnis durch die Sicherheit, dass die richtigen Medikamente am zur Abholung vereinbarten Zeitpunkt vorliegen, ist enorm!

Insbesondere bei den Reservierungen mit Fotos arbeiten zu können, erleichtert die Handhabbarkeit und reduziert auch die Fehleranfälligkeit bei der Eingabe und Übermittlung der Daten (zum Beispiel der Medikamentenstärke oder Packungsgröße).

Als Nachschlagewerk für Beipackzettel oder Wechselwirkungen nutze ich die App kaum, aber das liegt daran, dass ich dazu selten Bedarf habe. In Bezug auf den Umfang der „auf einen Fingertipp" durch die App zur Verfügung stehenden Informationen überzeugt sie mich aber absolut.

3.8 Weitergehende Informationen

Eine Übersicht über Neuigkeiten und weitere Artikel zur Medikamenten-Vorbestellung auf meiner Webseite finden Sie unter www.meine-gesundheitshelfer.online/produkte/zur-medikamenten-einnahme/

Weitere Anleitungen und Bücher zu diesem Thema finden Sie auch auf www.meine-gesundheitshelfer.online/meine-produkte/

4. Ernährungs-Hilfe durch Apps

4.1 Einleitung

Mit einer Nierenkrankheit muss man je nach Stadium als Patient verschiedene Aspekte bei der Ernährung berücksichtigen. Neben der meist bekannten Einschränkung der Wasser- beziehungsweise Flüssigkeitszufuhr zum Beispiel bei Dialysebehandlungen sind insbesondere der Kalium- und der Phosphathaushalt im Blick zu behalten.

Beides, Kalium wie Phosphat, werden je nach Fortschritt der Erkrankung vermindert oder gar nicht mehr vom Körper ausgeschieden, sodass eine Beschränkung der Zufuhr beider Stoffe durch Nahrung und Getränke einzuhalten ist.

Es gibt viele verschiedene Apps, die für Nahrungsmittel die Menge der entsprechenden Inhaltsstoffe angeben. Insbesondere für Dialysepatienten oder Menschen mit Nierenerkrankungen gibt es dabei sogar spezialisierte Apps, die einen Fokus auf die Kalium- und Phosphatmenge legen.

Achtung: Hier gilt es insbesondere auf die Mengenangaben der aufgeführten Nahrungsmittel zu achten. So gibt es Apps, die standardmäßig immer den Kaliumgehalt für 100 Gramm des Nahrungsmittels ausgeben. In diesen Fällen muss dann berücksichtigt werden, dass 100 Gramm Erdnussflips schnell mal gegessen sind, während 100 Gramm Butter eine Menge ist, die man nicht so schnell zu sich nimmt.

Apps, die Kaliumwerte auf 100 g Nahrungsmittel angeben, helfen den grundsätzlichen Kaliumgehalt der Nahrung gut einzuschätzen. Wenn man allerdings Diät halten und auf die konkrete Zufuhr achten muss, dann muss jedes Mal überlegt werden, wie viel Gramm vom jeweiligen Nahrungsmittel in einer Speise wirklich sind und damit zu sich genommen werden.

Anders aufpassen muss man allerdings bei Apps, die die Mengenangaben den Nahrungsmitteln anpassen. Also, um im Beispiel zu bleiben, Apps, die den Kaliumgehalt für eine Portion Erdnussflips (à 200 g) und eine Portion Butter (à 10 g) angeben.

Das macht es zwar verständlicher, bei welchen Nahrungsmitteln man sich beim Verzehr einschränken muss. Allerdings muss der Nutzer bei diesen Angaben genau aufpassen, welche der (unterschiedlichen) Mengen benutzt werden und kann sich nicht blind auf „das gilt für 100 Gramm" verlassen. Hier muss man also von verschiedenen Grundwerten ausgehend umrechnen, wie viel der Nahrungsmittel, und damit an Kalium oder Phosphat, man zu sich nimmt.

Was mir besonders wichtig ist: Die Daten müssen in der App gespeichert sein und nicht von der App bei jedem Aufruf aus dem Internet abgerufen werden.

Von der Netzabdeckung und den Empfangslöchern in Deutschland einmal abgesehen – ich bin im Urlaub oft im Ausland (und war es früher auch beruflich) und da sollten nicht bei jeder Mahlzeit Internetkosten anfallen, wenn ich die Kaliumwerte meines Essens ermitteln oder im Blick behalten möchte (schließlich gibt es auch heute noch Restaurants oder Hotels ohne kostenloses WLAN).

Als App der Wahl verwende ich aktuell für meine Ernährung den „Diät Coach" vom Nephron Verlag, eine der Apps, die den Fokus auf Nierenerkrankungen legen.

Dieses Kapitel (Stand Februar 2020) basiert auf der Android-Version 1.3.5 der App „Diät Coach –Diabetes, Cholesterin, Dialyse, Nieren" vom Nephron Verlag.

4.2 Einrichtung der App

Nach dem Laden der Diät Coach App vom Nephron Verlag gibt es zwei Stellen, an denen man persönliche Daten beziehungsweise Präferenzen eingeben muss.

Diese grundlegenden Daten können aber auch im Nachhinein noch zu jedem beliebigen Zeitpunkt geändert werden. Das geschieht durch den Aufruf des Hauptmenüs und die Auswahl des sechsten Punktes „Benutzerprofil" und des siebten Punktes „Ernährungsprofil", siehe Bild 4.1.

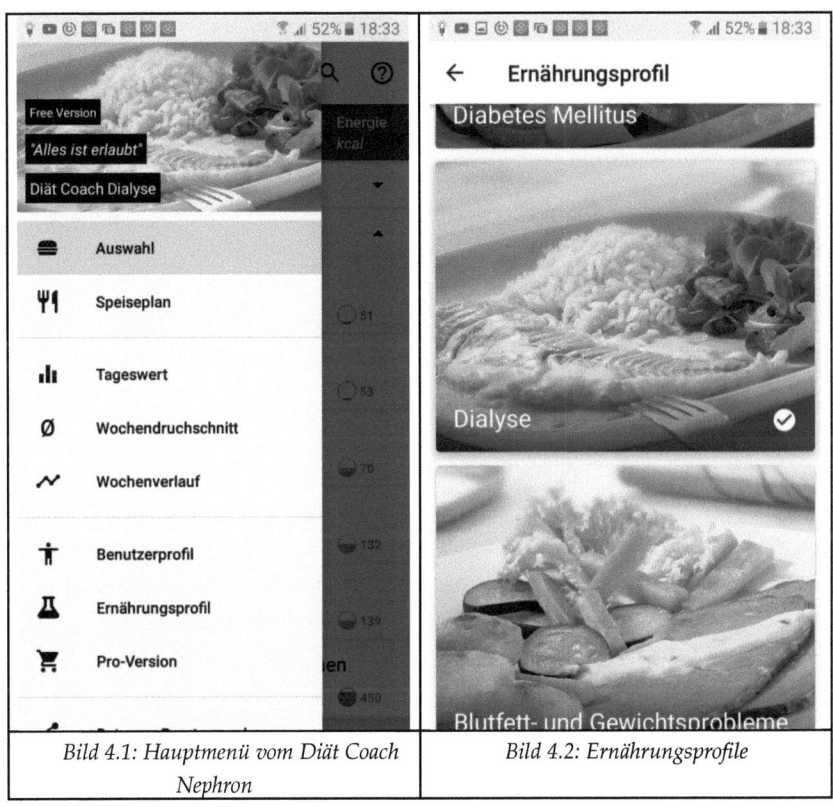

Bild 4.1: Hauptmenü vom Diät Coach Nephron	*Bild 4.2: Ernährungsprofile*

Die grundlegendste Einstellung in der App Diät Coach ist die Auswahl von einem der vier zu Verfügung stehenden Ernährungsprofile beziehungsweise Krankheitsbilder: Diabetes mellitus, Dialyse, Cholesterin (bei Blutfett- und Gewichtsproblemen) oder Nierenerkrankungen. Alle sind mit verschiedenen Bildern versehen und werden untereinander dem Nutzer zur Auswahl angeboten, siehe den Ausschnitt in Bild 4.2.

Das ausgewählte Ernährungsprofil steht dann übrigens in der dritten Zeile oben im Hauptmenü, siehe Bild 4.1, in meinem Beispiel „Diät Coach Dialyse".

Im Benutzerprofil sind Größe und Gewicht einzugeben, aus denen der BMI des Nutzers berechnet wird, siehe Bild 4.3. Ferner sind das Geschlecht, das Geburtsdatum und der Umfang der körperlichen Aktivität des Nutzers (aus fünf Stufen von „keine" bis „sehr hoch") auszuwählen.

Optional können auch Name und Vorname eingegeben werden. Die App funktioniert aber auch, wenn man diese beiden Felder freilässt.

Ferner kann man hier einstellen, welcher Bildschirm angezeigt werden soll, wenn man die App startet, die Auswahl oder der Speiseplan.

Hat man das Ernährungsprofil Dialyse gewählt, so muss man im Benutzerprofil zusätzlich auswählen, ob man PD (Peritonealdialyse) oder HD (Hämodialyse) macht.

Die eingegebenen Daten wie Geschlecht, Größe und Gewicht sind übrigens wichtig für eine korrekte Tagebuchführung mit Hilfe der App. Der im nächsten Kapitel genauer beschriebene Menüpunkt des „Tageswert" beinhaltet unter anderem Grenzwerte einzelner Inhaltsstoffe, die in Abhängigkeit von Geschlecht, Größe und Gewicht berechnet werden.

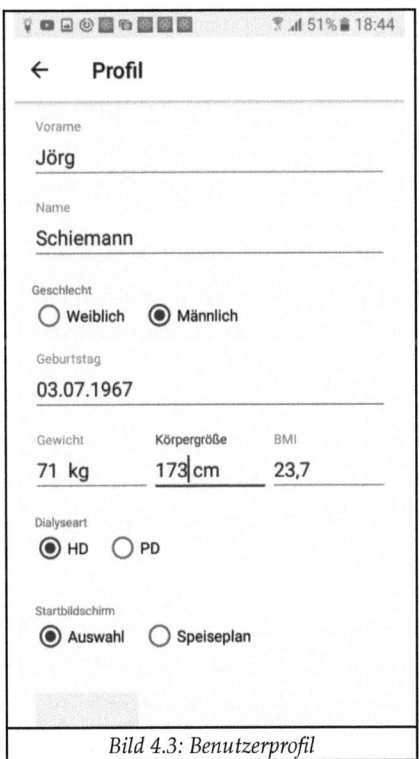

Bild 4.3: Benutzerprofil

So bekommt man den Energietageswert von rund 3.800 kcal (und den Grenzwert 2.488 mg Kalium) bei einem Mann von 1,80 Meter Größe und 100 Kilo Gewicht im Vergleich zu einem Energietageswert von rund 3.000 kcal (und Grenzwert 2.080 mg Kalium) bei einer Frau von 1,80 Meter Größe und 65 Kilo Gewicht (ohne Darstellung).

Damit ist die grundlegende Einrichtung der App erfolgt und die eigentliche Nutzung kann beginnen.

4.3 Nahrungsmittel und ihre Inhaltsstoffe

Der Fokus liegt auf der Tabelle der Nahrungsmittel und den Inhaltsstoffen. Man kommt jederzeit in den Bildschirm „Auswahl" (die Übersicht), in dem man im Hauptmenü den obersten Punkt auswählt (zu erreichen über die drei waagerechten Striche links oben).

Im Auswahl-Bildschirm sieht man zunächst die beiden individuell zu nutzenden Punkte „Menüs" und „Leibspeisen", auf die ich weiter hinten in Kapitel 4.5 eingehe.

Darunter starten dann die Nahrungsmittelkategorien, die farblich gut unterscheidbar untereinander aufgeführt werden, siehe Bild 4.4. Ähnliche Punkte wie zum Beispiel heiße, kalte und alkoholische Getränke sind zwar unterschiedliche Kategorien, haben aber die gleiche Farbe.

Die Nutzung der Farben scheint allerdings ohne inhaltliche Gründe einfach in einer bestimmten Reihenfolge verwendet worden zu sein (hellblau, dunkelblau, gelb, orange, hellgrün, dunkelgrün), die sich wiederholt.

Klickt man auf eine der Kategorien, beispielsweise Brot, öffnen sich darunter die enthaltenen Einträge der einzelnen Nahrungsmittel, siehe Bild 4.5.

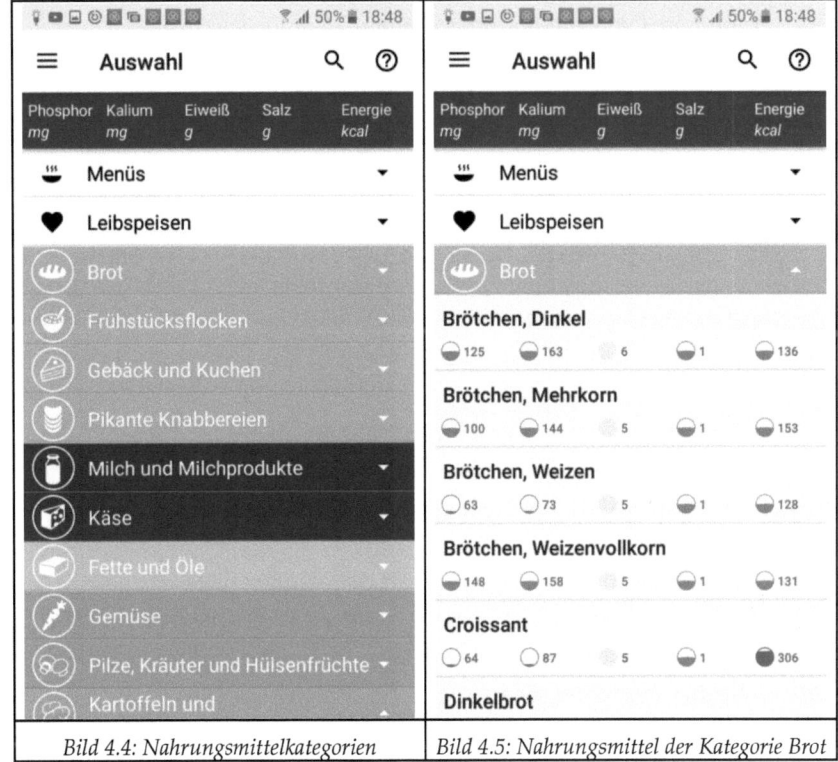

Bild 4.4: Nahrungsmittelkategorien		Bild 4.5: Nahrungsmittel der Kategorie Brot		

Hier kann man nun durch die Liste scrollen und sieht schon in dieser Ansicht einzelne Werte für verschiedene Inhaltsstoffe. Dabei sind von links nach rechts im Beispiel des Dialyse-Ernährungsprofils angegeben: Phosphor in Milligramm, Kalium in Milligramm, Eiweiß in Gramm, Salz in Gramm und Energie in Form von Kalorien.

Ferner sind die Mengen der enthaltenen Inhaltsstoffe gleich bewertet und werden zur schnelleren Erkennung in verschiedenen Farben und ausgefüllten Kreisformen ausgegeben. Dabei werden vier Kategorien verwendet. Am besten ist dies im letzten Eintrag in Bild 4.5, Croissant, zu erkennen:

- 5 Gramm Eiweiß sind mit einem grauen Kreis bewertet, der „keine Einordnung" bedeutet
- Ein nur geringfügig ausgefüllter, grüner Kreis, wie die 87 Milligramm

Kalium im Croissant bewertet werden, ist „unbedenklich"

- 1 Gramm Salz gilt beim Croissant als „noch geeignet" und wird mit einem halb ausgefüllten orangenen Kreis versehen
- 306 Kalorien werden mit einem fast ausgefüllten, roten Kreis versehen, der „Alternative suchen oder woanders einsparen" bedeutet

Dabei ist zu beachten: die hier angegeben Werte gelten für „eine Portion" des jeweiligen Nahrungsmittels. Was darunter verstanden wird, wird erst in der Detailansicht des jeweiligen Nahrungsmittels, die sich öffnet, wenn man daraufklickt, siehe Bild 4.6, ersichtlich.

Neben der Angabe des ausgewählten Nahrungsmittels „Brötchen, Weizen" ist ein Bild davon zu sehen. Darunter ist der verwendete Wert für eine Portion, im Beispiel 45 Gramm (entspricht einem Brötchen), angegeben.

Was mir gut gefällt: Mit dem Bild wird dem Nutzer nicht nur gezeigt, um welches Nahrungsmittel es sich handelt, sondern auch, wie groß eine Portion ist. So ist bei Butter oder Mayonnaise beispielsweise ein Löffel der entsprechenden Menge zu sehen.

Darunter kann der Nutzer mit dem Plus- und Minuszeichen die Verzehrmenge in Portionen eingeben, bei der in der Regel auch halbe Portionen eingegeben werden können, also beispielsweise 2,5 Brötchen. Ferner wird eine Reihe von alternativen Nahrungsmitteln angezeigt, die man leicht stattdessen auswählen kann (im Beispiel Toastbrot oder Roggenbrot).

Am Ende jeder Detaildarstellung folgt die Aufzählung aller in der App enthaltenen Nährstoffwerte des Nahrungsmittels in Bezug auf die Portionsmenge. Zur Veranschaulichung sind in der Mitte horizontale Balken angegeben, deren Länge und Farbe die Kritikalität des jeweiligen Nährstoffes veranschaulicht. Je länger, desto kritischer gilt einerseits. Andererseits sind die Farben blau, grau, grün und orange in aufsteigender Kritikalität verwendet, was – aufgrund der Abweichung von der Farbgebung aus der Übersicht (grau, grün, orange, rot) – aus meiner Sicht den Nutzer irritiert.

Unterhalb des Balkens wird der Wert des Inhaltsstoffes je Portion angegeben, beispielsweise 128 Kalorien für ein Brötchen, Weizen.

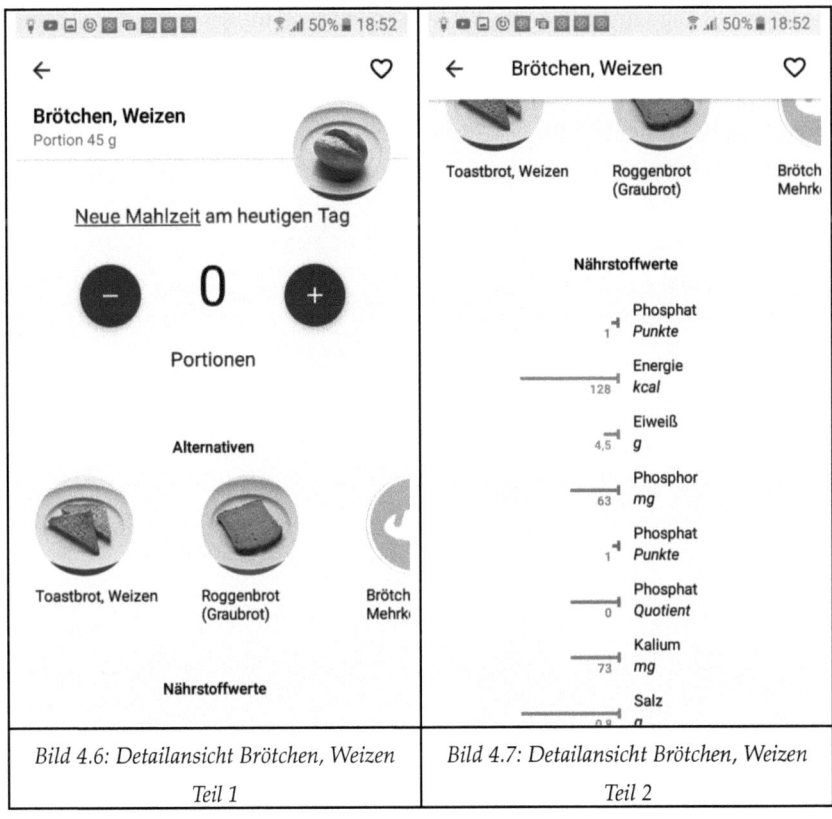

| Bild 4.6: Detailansicht Brötchen, Weizen Teil 1 | Bild 4.7: Detailansicht Brötchen, Weizen Teil 2 |

4.4 Tagebuch führen

Sehr hilfreich ist die Funktion „Tageswert", wie der Punkt im Hauptmenü heißt. Jeden Tag wird dabei der Zähler aller Nährstoffe auf null gesetzt. Wenn man nun den Tag über alle zu sich genommenen Speisen und Getränke in die App eingibt, so kann man über den Punkt „Tageswert" den aktuellen Stand der aufgenommenen Inhaltsstoffe, also beispielsweise Kalium- und Phosphatmenge, abrufen.

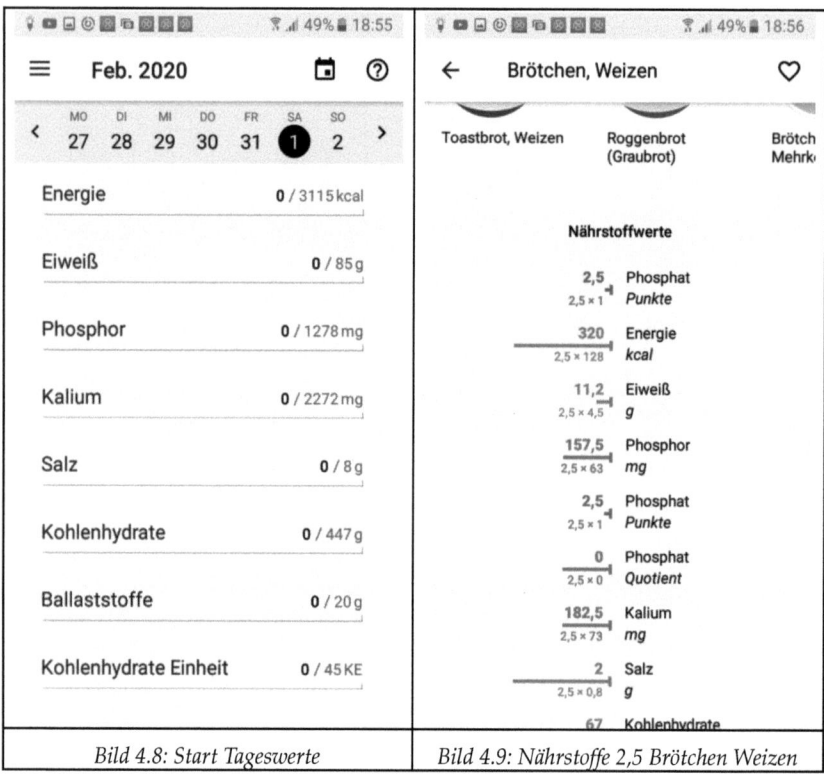

Bild 4.8: Start Tageswerte   *Bild 4.9: Nährstoffe 2,5 Brötchen Weizen*

Abhängig vom eingegebenen Ernährungsfokus werden die Nährstoffe nicht nur in absoluter Menge, sondern auch in Bezug auf akzeptable Tages- beziehungsweise in Bild 4.8 auf meine Grenzwerte dargestellt. So sind bei Dialyse beispielsweise (in Abhängigkeit der von mir eingegebenen Werte für

Größe und Gewicht) als Höchstwert für das Kalium 2.272 mg und 1.278 mg für Phosphor angegeben.

Wenn man nun anfängt die zu sich genommenen Nahrungsmittel und Getränke über den Tag konsequent in der App zu erfassen, so werden die Inhaltsstoffe entsprechend aufaddiert. Bei 2,5 Brötchen, Weizen (182,5 mg Kalium und 157,5 mg Phosphor), 2 Portionen Butter (4 mg Kalium und 4 mg Phosphor) und 3 Portionen Erdbeermarmelade (36 mg Kalium und 6 mg Phosphor; siehe die Bilder 4.9 bis 4.11) addieren sich die Nährstoffe dann beispielsweise auf 222 mg Kalium oder 168 mg Phosphor, siehe Bild 4.12.

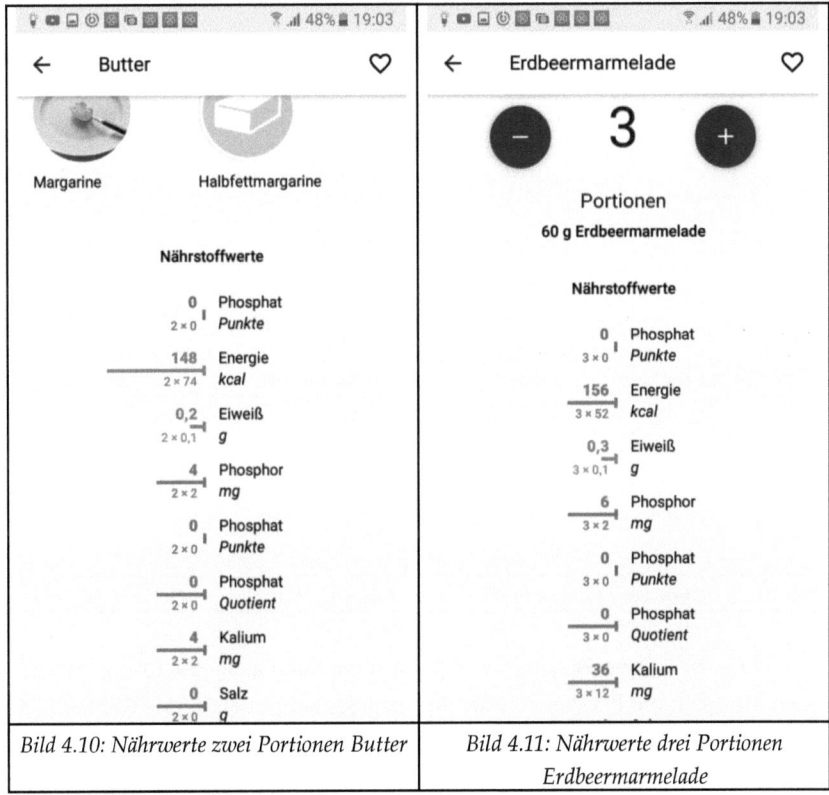

| Bild 4.10: Nährwerte zwei Portionen Butter | Bild 4.11: Nährwerte drei Portionen Erdbeermarmelade |

Der aktuelle Status der Inhaltsstoffe am in der Kopfzeile ausgewählten Tag wird durch einen Balken, der zwei Farben annehmen kann, dargestellt.

Solange der Tageswert des entsprechenden Nährstoffes unterhalb des angegebenen Grenzwertes liegt, ist der Balken grün dargestellt. Sollte der Grenzwert überschritten sein, wird der Balken in roter Farbe dargestellt, siehe Bild 4.13. Hier liegt das Kalium mit einem Tageswert von 3.009 mg über dem Höchstwert von 2.272 mg, was zusätzlich durch das rote Warndreieck mit Ausrufezeichen am rechten Ende der Zeile unterstrichen wird.

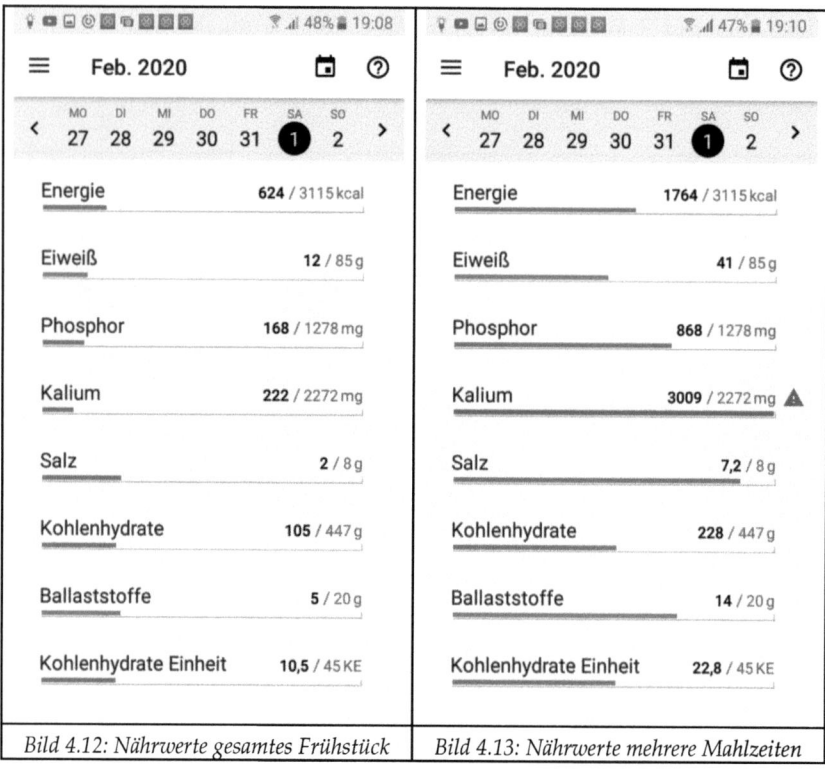

Bild 4.12: Nährwerte gesamtes Frühstück   Bild 4.13: Nährwerte mehrere Mahlzeiten

Wichtig zu wissen ist, dass es sich um eine Stichtagsbetrachtung handelt. Wenn man sich die Pro-Version der App zulegt, kann man in der Kopfzeile zu verschiedenen anderen Tagen blättern und sich die Summenwerte dieser Tage anschauen. In der kostenlosen Version sieht man lediglich die Werte des aktuellen Tages (in den obigen Bildern also vom 1. Februar).

Eine Betrachtung beziehungsweise Addition verschiedener Werte über mehr als einen Tag, zum Beispiel um die Summe in einem Intervall zwischen zwei Dialyse-Behandlungen zu bekommen, geht leider nicht.

So sind auch Eingaben im Tagesverlauf in der Detailseite des jeweiligen Nahrungsmittels jeweils weiter zu addieren. Das heißt, habe ich morgens zwei Weizenbrötchen eingegeben und rufe abends diesen Eintrag wieder auf, so werden die zwei Portionen angezeigt und ich muss die abendlichen Portionen aufaddieren. Wenn ich abends also ein weiteres Brötchen esse, muss die Summe der Brötchen am ganzen Tag (also dann drei) eingegeben werden.

Was aus meiner Sicht noch verbessert werden könnte: So umfangreich die Datenbank mit den Nahrungsmitteln ist, aus meiner Sicht wären ein, zwei Platzhalter sinnvoll, über die man Nahrungsmittel, die man nicht in der Datenbank der App gefunden, aber zu sich genommen hat, eingeben kann. Damit könnten dann wirklich alle Nahrungsmittelaufnahmen erfasst werden.

So könnte man im Internet für in der App fehlende Nahrungsmittel den Kaliumwert heraussuchen und dann als „Nahrungsmittel-1" eingeben, damit das darüber aufgenommen Kalium in der Tagesstatistik nicht verloren geht.

4.5 Kostenpflichtige Pro-Version der App

Für einen Betrag von 1,99 Euro im Monat (oder 19,99 Euro im Jahr; Stand: Februar 2020) kann man in der App die Funktionen der Pro-Version freischalten.

Damit ist es dann möglich Leibspeisen und eigene Menüs, die man öfter isst, zusammenzustellen und zu speichern. Man spart sich so das Zusammenklicken der ganzen Nahrungsmittel und ihrer Portionenanzahl und kann sich die Tagebuchführung vereinfachen.

Man kann außerdem mit der Pro-Version auch die Tageswerte vergangener Tage abrufen und nicht nur den aktuellen Tag mit seinen Summenwerten betrachten.

Ferner gibt es zwei Wochenstatistiken, die man als Nutzer der freien Version nicht anschauen kann. Das ist sinnvoll, wenn man einen Ernährungsberater hat und mit ihm diese Statistiken durchgehen möchte, die dann auch per Mail an den Berater gesendet werden können.

4.6 Datenschutz

Anbieter der App ist der Nephron-Verlag mit Sitz in Bielefeld. In der Datenschutzerklärung wird auf die geltende Datenschutz-Grundverordnung (DSGVO) verwiesen und die dort dem Nutzer zugewiesenen Rechte eingeräumt, zum Beispiel Recht auf Löschung der Daten.

Aus technischen Gründen werden wie üblich während der Nutzung Daten wie die Gerätekennzeichnung, das Betriebssystem mit der genutzten Version, die App- und API-Version sowie die eingestellte Systemsprache verarbeitet. Nach dem Ende der Nutzung werden diese Daten dann verworfen.

Auch für die Analyse des Nutzungsverhaltens in der App werden Daten wie IP-Adresse des Internet Service Providers, Datum und Uhrzeit, aufgerufene Internetseite oder Datei vom Angebot des Nephron-Verlags und weitere Daten vorübergehend gespeichert, was nach meinem Verständnis durchaus üblich und akzeptabel ist.

„Für einige Funktionen muss die App auf bestimmte Dienste und Daten ihres mobilen Gerätes zugreifen können", heißt es weiter in der Datenschutzerklärung.

Da im Benutzerprofil die Felder Vorname und Name nicht ausgefüllt werden müssen und auch keine Mailadresse angegeben werden muss, kann ich persönlich kein erhöhtes Risiko für Datenschutz-Verletzungen bei der Nutzung der App erkennen.

Zur Aktualität, Sicherheit und Vollständigkeit lesen Sie aber bitte die Datenschutzbestimmungen der App „Diät Coach" in der jeweils aktuellen Version der App.

4.7 Nutzen und Fazit

Ich musste feststellen, dass es mir gerade in den Anfangszeiten meiner zweiten Dialysezeit nicht leichtfiel einzuschätzen, wie viel von den kritischen Nährstoffen ich zu mir nehme. Deshalb nutze ich die App, um tagesaktuell den Überblick zu behalten, wie viel Phosphat und insbesondere Kalium ich bereits zu mir genommen habe und wie viel ich mir noch grob erlauben kann.

Es gibt genügend Internetseiten, auf denen die Nährstoffmengen für Nahrungsmittel angegeben sind. Aber aufgrund meiner Auslandsreisen wollte ich eine App, die mir diese Daten auch ohne (gegebenenfalls teure) Internetverbindung zur Verfügung stellt. Das leistet die Diät Coach App und ich bin auch von der umfangreichen Datenbank der Nahrungsmittel überzeugt.

Die Tageswert-Funktion ist dabei nicht unbedingt nutzerfreundlich. Das Aufaddieren über den Tag birgt mehr Risiken für Fehler, als wenn ich jede Mahlzeit einzeln eingeben, speichern und dann die nächste Mahlzeit wieder mit Null startend eingeben könnte. Eine ordentliche Buchführung ist trotzdem auch auf diese Weise möglich.

4.8 Ein Blick in die Zukunft

Perfekt wäre für einen Dialysepatienten, der zwischen zwei Behandlungen stark auf seine Ernährung achten muss, eine App, die nicht nur die Menge des zu sich genommenen Kaliums aufaddieren würde, sondern – mittels künstlicher Intelligenz – noch in Verbindung mit der konkreten Nierenfunktion und dem Körper des Nutzers den Kaliumwert direkt berechnen oder zumindest schätzen könnte. Also eine App, die mir über das Handy oder meine smarte Uhr sagt, wann ich wahrscheinlich bereits ein Kalium von über 6,0 mmol/l habe und deshalb kalium-haltige Nahrungsmittel meiden muss. Aber das ist unrealistisch.

Realistischer ist in Zukunft schon eher eine Art kleines Labor zuhause zu haben. Mit Lanzetten und Teststreifen kann ich mir heute schon selber Blut abnehmen. Für die Auswertung muss ich allerdings bislang noch die Teststreifen per Post in ein Labor schicken, sodass ich die Messergebnisse erst ein paar Tage später bekomme.

Mit einer Labor-Lösung, die zuhause schon direkt Messergebnisse liefert, hat die deutsche Firma midge medical im Jahr 2019 den dritten Platz der Medica App Competition erreicht.

Die Funktionsweise: Der Nutzer piekst sich mit einer Lanzette in den Finger und über den resultierenden Bluttropfen verfärbt sich der im Gerät integrierte Teststreifen. Das Ergebnis kann dann als Diagnose von einem Smartphone ausgelesen werden.

Bislang bietet midge medical das Produkt allerdings nur zur Bestimmung des CRP-Wertes im Blut an. Mit seiner Hilfe kann erkannt werden, ob eine Erkrankung bakteriell oder viral verursacht wird beziehungsweise resultierend daraus, ob eine Behandlung mit Antibiotika notwendig ist.

Aber das Ziel von midge medical ist eine Ausweitung der Nutzung auch auf andere Blutwerte. Warum sollte ich also in Zukunft nicht meinen Kaliumwert zuhause bestimmen können?

4.9 Weitergehende Informationen

Eine Übersicht über Neuigkeiten und weitere Artikel zu Thema Ernährung auf meiner Webseite finden Sie unter www.meine-gesundheitshelfer.online/produkte/zur-ernährung/

Weitere Anleitungen und Bücher zu diesem Thema finden Sie auch auf www.meine-gesundheitshelfer.online/meine-produkte/

5. Technologien zur Datenübertragung in die Cloud

5.1 Einleitung

So viel Unterstützung ich mir durch verschiedene Apps für meine Gesundheit hole, nicht alles kann mit dem Handy allein gelöst werden. Bei den für Patienten mit Nierenerkrankungen wichtigen Werten von beispielsweise Blutdruck und Gewicht sind weitere Geräte, ein Blutdruckmessgerät und eine Körperwaage, notwendig.

Einen Mehrwert kann man smarten Geräten generieren, die die gemessenen Daten für eine spätere Verwendung und Auswertung speichern. Dadurch können Entwicklungen über längere Zeiträume hinweg aufgezeichnet, verfolgt und erst so sich langfristig entwickelnde Trends und gefährliche Auffälligkeiten, wie zum Beispiel steigender Blutdruck, sichtbar gemacht und leichter erkannt werden.

Mehr noch, wenn dadurch die Zusammenführung sogar von verschiedenen Daten wie beispielsweise Medikament-Einnahmen und Blutdruck ermöglicht wird und diese verglichen beziehungsweise zusammen ausgewertet werden, können Neben- und Wechselwirkungen früher und besser erkannt werden.

Die gemessenen Daten können bei neueren Geräten oft zuhause direkt mit einem Kabel auf den PC oder Laptop übertragen werden, was allerdings jedes Mal entsprechenden Aufwand (wie das Anschließen der Kabel an den Rechner und das Gerät sowie das Starten und Verwenden der entsprechenden Software auf dem Rechner) bedeutet. Als Ergebnis hat der Nutzer alle Daten nur auf seinem Rechner, eine Internet-Verbindung ist nicht notwendig, Datenschutzprobleme entstehen in diesem Fall also nicht.

Aber der eben beschriebene Prozess ist umständlich und wird aus Bequemlichkeit dann oft nicht oder nur selten durchgeführt. So gehen Daten verloren und die Aussagefähigkeit der gemessenen Daten sinkt.

Auch veraltet die Software auf dem Rechner und neue Funktionen des Herstellers können nicht oder nur durch ein Update der Software genutzt werden. Bei Schäden am Rechner oder der Festplatte sind die Daten ferner verloren, wenn kein regelmäßiges Backup vom Nutzer gemacht wurde.

Einfacher geht das heute über drahtlose Verbindungen und Speicherung der Messwerte in der Cloud von entsprechenden Anbietern. Diese Anbieter sind in der Regel die Hersteller der smarten Geräte, die jeweils eigene Cloud-Plattformen für ihre Geräte eingerichtet haben.

Zur Umsetzung dieser Form der Datenspeicherung in der Cloud, das heißt im Internet, können in der Regel zwei verschiedene Technologien verwendet werden, WLAN oder Bluetooth. In diesem Kapitel wird kurz die Funktionsweise beider Möglichkeiten erklärt, siehe auch Bild 5.1.

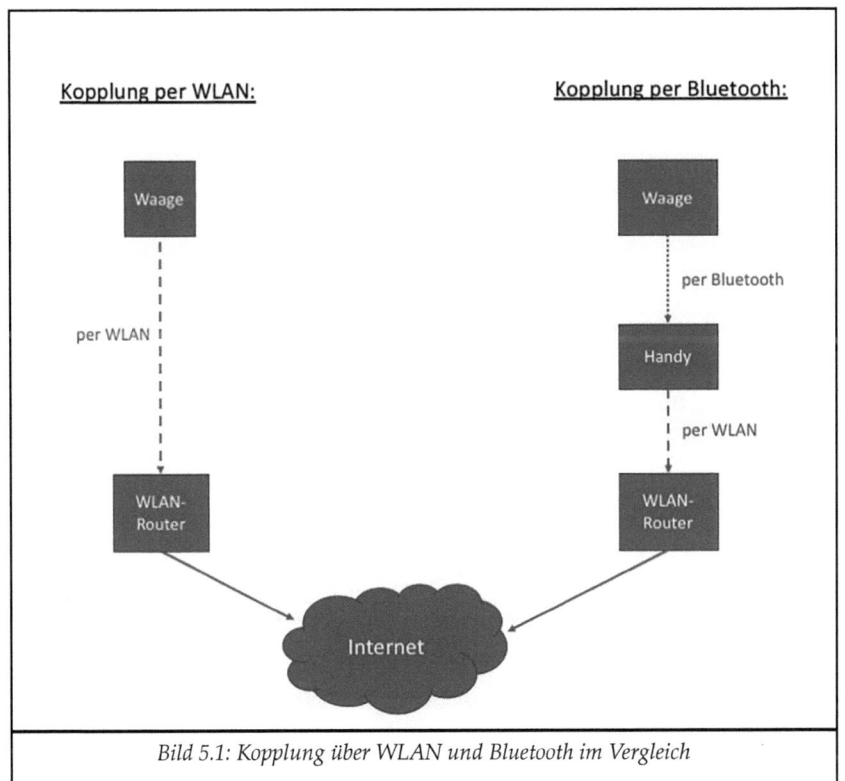

Bild 5.1: Kopplung über WLAN und Bluetooth im Vergleich

5.2 WLAN

Um drahtlos und bequem mit dem Handy, Tablet oder Laptop zu surfen, haben die meisten Menschen bei sich zuhause ein WLAN, ein sogenannte Wireless LAN (oder auch WiFi), eingerichtet. Dieses stellt den drahtlosen Zugang zum eigenen Internet-Anschluss über den Router, der quasi die Brücke dazu ist, dar.

An dieses WLAN können verschiedene Geräte angeschlossen werden, zum Beispiel Unterhaltungsgeräte, wie Fernseher, oder Smart Home Geräte, wie Lampen und Steckdosen. Auch Geräte für die Gesundheit können mit dem WLAN verbunden werden – sind beispielsweise Körperwaagen mit der

Möglichkeit einer WLAN-Kopplung versehen, so sprechen wir von smarten Waagen oder WLAN-Waagen (manchmal auch Wifi-Waagen).

Der Vorteil: Ist ein smarter Gesundheitshelfer einmal mit einem WLAN gekoppelt, so erkennt er dieses WLAN bei Benutzung auch später automatisch wieder. Außer der einmaligen Kopplung am Anfang ist in der Folge nichts mehr vom Benutzer für einen Verbindungsaufbau zu tun.

Durch die Kopplung mit dem WLAN werden die bei der Nutzung gemessenen Daten dann automatisch direkt in die Clouds der Hersteller der smarten Gesundheitshelfer übertragen, dort gespeichert und gehen nicht verloren.

Die Einrichtung

Bei einem Gesundheitshelfer mit WLAN-Anbindung muss dieser am Anfang einmalig mit dem eigenen WLAN verbunden werden. Das ist von Gerät zu Gerät ein wenig unterschiedlich, aber meist durch wenige Handgriffe am smarten Gesundheitshelfer und einem Gerät, auf dem die App des Herstellers läuft, zu erledigen.

Meist bekommt man eine gute Unterstützung mit Bildern durch die korrespondierende App. Notwendig ist aber für die Identifikation und Speicherung der Daten in jedem Fall die Anlage eines persönlichen Profils auf der Cloudplattform des Herstellers des smarten Gesundheitshelfers.

Aufgrund dieser Speicherung der Daten im Internet sollte man immer die Datenschutzbestimmungen der jeweiligen App durchlesen und auf Nutzung der in der Cloud gespeicherten Daten durch den Anbieter prüfen.

Eine einfache Pseudonymisierung der eigenen Daten kann man leicht vornehmen, in dem man sich zum Beispiel eine neue, mit einem Phantasienamen benannte Mailadresse anlegt und diese nur für diese Daten verwendet, also zum Beispiel Micky.Maus.1967@gmail.com oder abcdefg@web.de statt seiner üblichen Mailadresse.

Um das ein wenig anschaulicher zu gestalten, erkläre ich die Einrichtung meiner WLAN-Waage ein wenig genauer im Kapitel 7.2.

Wenn Sie Fragen haben, dann wenden Sie sich gerne an schiemann@meine-gesundheitshelfer.online.

5.3 Bluetooth

Alternativ gibt es noch die über die Bluetooth-Technologie kommunizierenden smarten Gesundheitshelfer. Sie sind selber nicht direkt mit dem Internet verbunden, sondern benötigen ein zweites Bluetooth-fähiges Gerät, also ein Handy oder ein Tablet, mit dem sie sich verbinden. Eine Verbindung ins Internet wird dabei dann erst durch das verbundene zweite Gerät hergestellt, siehe Bild 5.1.

Der Nachteil ist, dass dieses zweite Gerät, also ein Handy oder Tablet, dann in der Regel bei der Verwendung des smarten Gesundheitshelfers auch in der Nähe sein und bedient werden muss.

In den allermeisten Fällen muss nämlich die Verbindungsaufnahme des smarten Gesundheitshelfers über Bluetooth zum Handy oder Tablet auf diesem jedes Mal aktiv bestätigt und erlaubt werden. Erfolgt diese Freigabe nicht, können die gemessenen Daten nicht gesammelt und verwendet werden.

Allerdings können einige der mit Bluetooth arbeitenden smarten Gesundheitshelfern zumindest eine gewisse Anzahl an Messwerten erst einmal intern zwischenspeichern, bevor sie dann später über ein gekoppeltes Gerät in die Cloud übertragen werden oder – falls dieser interne Speicher des Gerätes überläuft – dann doch verloren gehen.

Die Einrichtung

Ähnlich der Einrichtung eines mit WLAN betriebenen smarten

Gesundheitshelfers funktioniert die Einrichtung eines mit Bluetooth betriebenen Gesundheitshelfers. Auch hier ist zur Einrichtung eine erste Kopplung zwischen dem Gesundheitshelfer und dem zweiten Bluetooth-fähigen Gerät, auf dem die Daten gesammelt und gespeichert oder ins Internet übertragen werden, notwendig und mit wenigen Handgriffen und Unterstützung durch die App des Herstellers zu absolvieren.

Um das ein wenig anschaulicher zu gestalten, erkläre ich die Einrichtung meines Blutdruckmessgerätes mit Bluetooth ein wenig genauer im Kapitel 6.3.

Wenn Sie Fragen haben, dann wenden Sie sich gerne an schiemann@meine-gesundheitshelfer.online.

6. Blutdruck im Blick mit smarten Geräten

6.1 Einleitung

Den Blutdruck zu messen gehört seit Jahren zu meinen Routinetätigkeiten. Mal mehr, mal weniger regelmäßig (oder besser: diszipliniert) habe ich ihn gemessen und im jeweiligen kleinen Büchlein vom Transplantationszentrum auf Papier dokumentiert, welche Werte ich hatte.

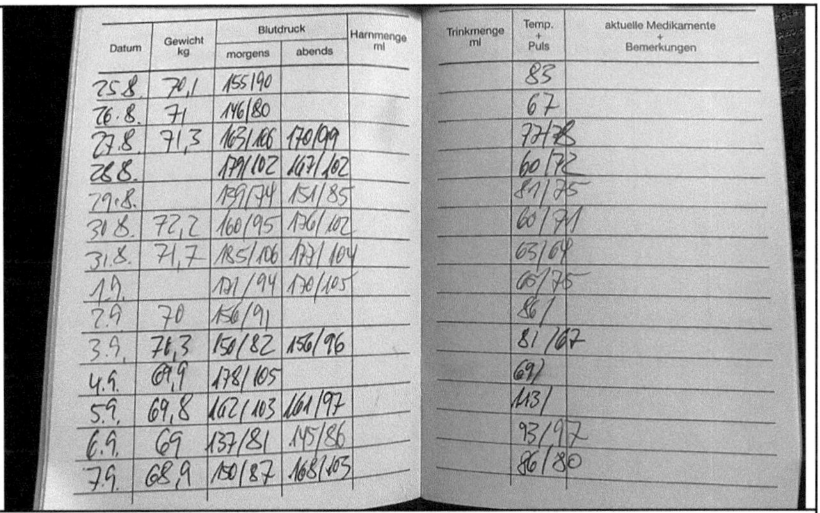

Bild 6.1: Blutdruckwerte - handschriftliche Buchführung

So gerne ich das „Papier zum Anfassen" mag (gerade je voller ein Blutdruckheft wird und man quasi anfassen kann, was man an Messungen bereits alles „geleistet" hat, siehe Bild 6.1), finde ich dennoch die Auswertungsmöglichkeiten, die ich durch eine Computer-gestützte Dokumentation meiner Werte habe, praktischer und weitaus besser.

So sind mit den am Computer erzeugbaren Grafiken Tendenzen und auch langfristige Entwicklungen leicht erkennbar, viel besser als in einer fortzuschreibenden Liste von Messwerten. Das hilft mir ein besseres Gefühl für meinen Blutdruck und damit auch für die Einstellung meiner Medikamente zu bekommen, also nehme ich beispielsweise zu wenig oder zu viel blutdrucksenkende Mittel?

Dieses Kapitel beschreibt die Einrichtung und Messung mit einem smarten Blutdruck-Messgerät. Da die zuhause gemessenen Blutdruckwerte wichtig für die Kommunikation mit dem Arzt sind, wird der Möglichkeit Auswertungen übersichtlich auf Papier auszudrucken und in die Sprechstunde mitzunehmen, ein eigenes Kapitel mit einer dafür besser geeigneten App gewidmet.

Abschließend gibt es noch einen Ratgeber, wie Sie das für sich richtige Blutdruck-Messgerät finden und schließlich einen kleinen Ausblick in die Zukunft.

Als Beispiel für ein smartes Blutdruck-Messgerät nutze ich in diesem Kapitel das Withings BPM, siehe Bild 6.2. Es ist ein Bluetooth-fähiges Messgerät, das kein eigenes Display hat, sondern die Messung und die Messergebnisse über das Display auf dem – eben mit Bluetooth – verbundenen Handy steuert und anzeigt.

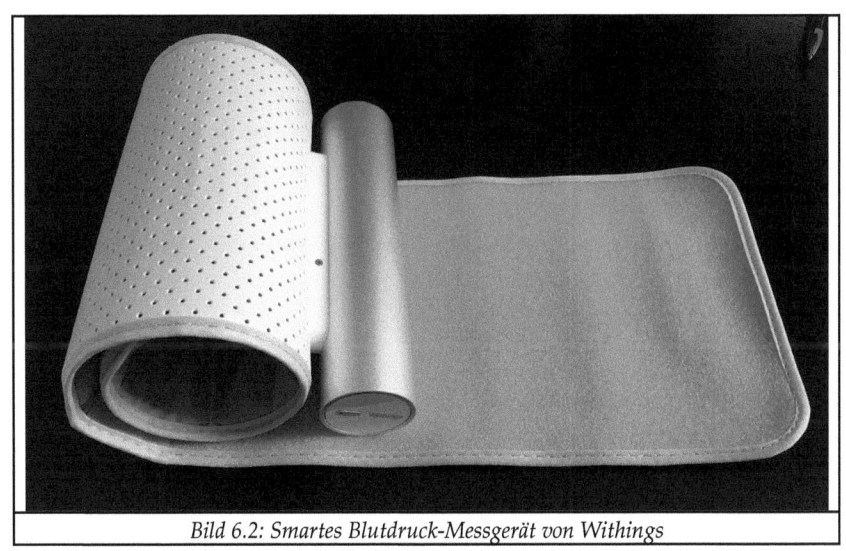

Bild 6.2: Smartes Blutdruck-Messgerät von Withings

Dieses Kapitel (Stand Februar 2020) basiert auf der Android-Version 4.6.1 der App „Withings Health Mate".

6.2 Was ist ein smartes Blutdruck-Messgerät?

Zum Messen des Blutdrucks braucht man heute noch ein eigenes Gerät. Mit dem Handy allein geht es nicht und auch wenn es erste smarte Uhren und Armbänder mit integrierter Blutdruckmessung gibt, so sind diese Geräte schwer oder gar nicht in Deutschland zu bekommen. Auch habe ich noch keines dieser Geräte mit einem Preis unterhalb von 300 € entdeckt – selbst wenn das smarte Armband nur den Blutdruck messen kann und sonst keine weiteren Funktionen hat.

So bleibt es einstweilen bei den weit verbreiteten und schon lange erhältlichen Blutdruck-Messgeräten für das Handgelenk oder den Oberarm. Dabei sind die Preise wie auch die Funktionalitäten breit gefächert. Bei den sogenannten smarten Blutdruckmessgeräten mit Datenspeicherung in der Cloud fangen die Preise in der Regel bei circa 50 Euro an.

Natürlich gibt es auch zahlreiche günstigere, elektronische Blutdruck-Messgeräte, die die Werte auf ihrem Display ausgeben und oft auch mehrere Messwerte auf dem Gerät selber speichern. Allerdings – deshalb der Preisunterschied – sind diese Werte dann nicht automatisch auf einen Rechner oder in eine App zu übertragen, auszudrucken und können auch nicht grafisch dargestellt werden.

Man muss bei solchen Geräten stattdessen die Werte manuell auf dem Display des Gerätes, auf dem meist nur ein Wert angezeigt wird, nachschauen und dann entsprechend der Anzahl der gespeicherten Werte in den Einzelwerten vor- und zurückblättern, um einen Überblick zu bekommen. Das Heraussuchen von älteren Werten kann somit einiges an Zeit kosten und ohne einen eigenhändigen Übertrag in Excel oder andere Programme sind Grafiken nicht zu erstellen. Der Überblick geht verloren.

So ist meiner Meinung nach gerade Menschen mit Bluthochdruck und Menschen mit einer chronischen Nierenerkrankung zu empfehlen, dass sie mit einer Mehrausgabe für ein smartes Blutdruck-Messgerät besser bedient sind.

Die dadurch mögliche automatische Speicherung der gemessenen Daten in einer Cloud mit flexiblen Auswertungsmöglichkeiten zur eigenen Überwachung des Blutdrucks und zur Informationsweitergabe an den Arzt zur gemeinsamen Analyse ist aus meiner Sicht ein großer Mehrwert.

Dank dieser flexiblen Auswertungsmöglichkeiten konnte ich vor einiger Zeit tatsächlich ein Problem mit meinem Blutdruck identifizieren. So beobachte ich regelmäßig die Entwicklung meiner Blutdruckwerte über die Zeit, siehe Bild 6.3.

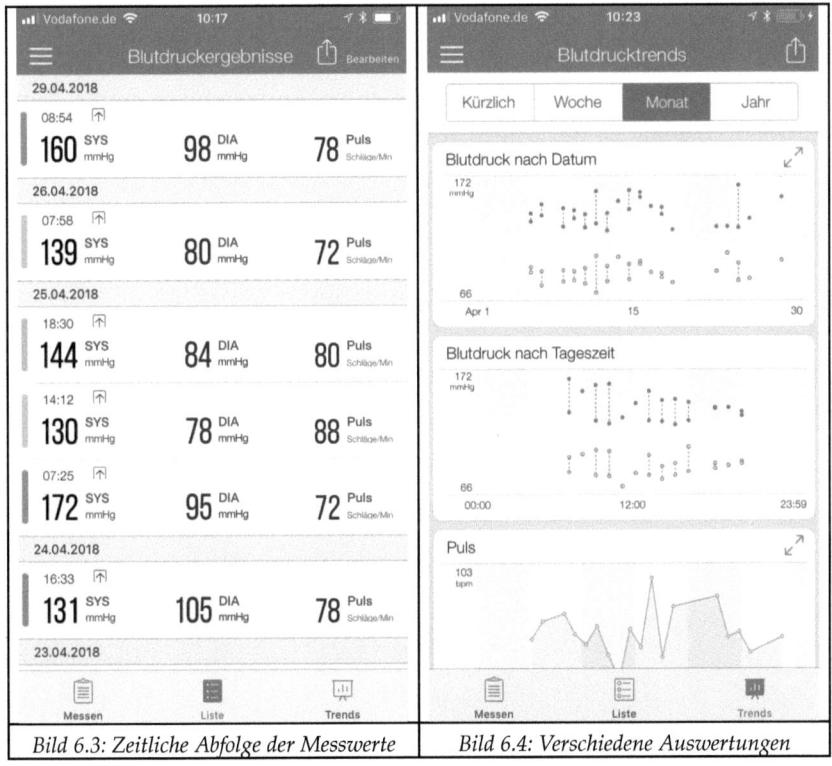

| Bild 6.3: Zeitliche Abfolge der Messwerte | Bild 6.4: Verschiedene Auswertungen |

Auch die normale Verlaufsgrafik meines Blutdrucks über einen bestimmten Zeitraum betrachte ich regelmäßig, also beispielsweise alle gemessenen Werte innerhalb eines Monats, siehe oberste Grafik in Bild 6.4.

Zusätzlich aber schaue ich mir auch eine Auswertung an, die mir die Werte eines Monats nicht im Zeitverlauf nacheinander, sondern nach Uhrzeit sortiert in einer 24-Stunden-Grafik zeigt, siehe „Blutdruck nach Tageszeit" in der Mitte in Bild 6.4.

Erst durch diese Darstellung wurde mir klar, dass mein Blutdruck am Vormittag jeweils höher als am Rest des Tages ist und so nahm ich die Auswertung mit zu meinem Arzt in die Sprechstunde.

Wir betrachteten die Grafik gemeinsam und ich erzählte ihm, was mir aufgefallen war. Als Ergebnis erhöhten wir die morgendliche Dosis an Blutdruckmedikamenten und in den nächsten Auswertungen waren keine morgendlich erhöhten Werte mehr zu erkennen.

6.3 Einrichtung des Bluetooth-Blutdruckmessgerätes

Zur Messung meines Blutdrucks nutze ich das Bluetooth-fähige Blutdruck-Messgerät BPM von Withings, das es in der Vergangenheit baugleich auch als Gerät von Nokia gab, siehe Bild 6.2.

Zur Einrichtung muss das Gerät nicht angelegt werden, aber geladen beziehungsweise Batterien eingelegt sein. Mit einem Knopfdruck auf den Schalter am Gerät oben am runden Zylinder neben dem Schriftzug „Withings", siehe Bild 6.5, sendet es ein Bluetooth-Signal aus, über das es andere Bluetooth-fähige Geräte in der Umgebung sehen und erkennen können.

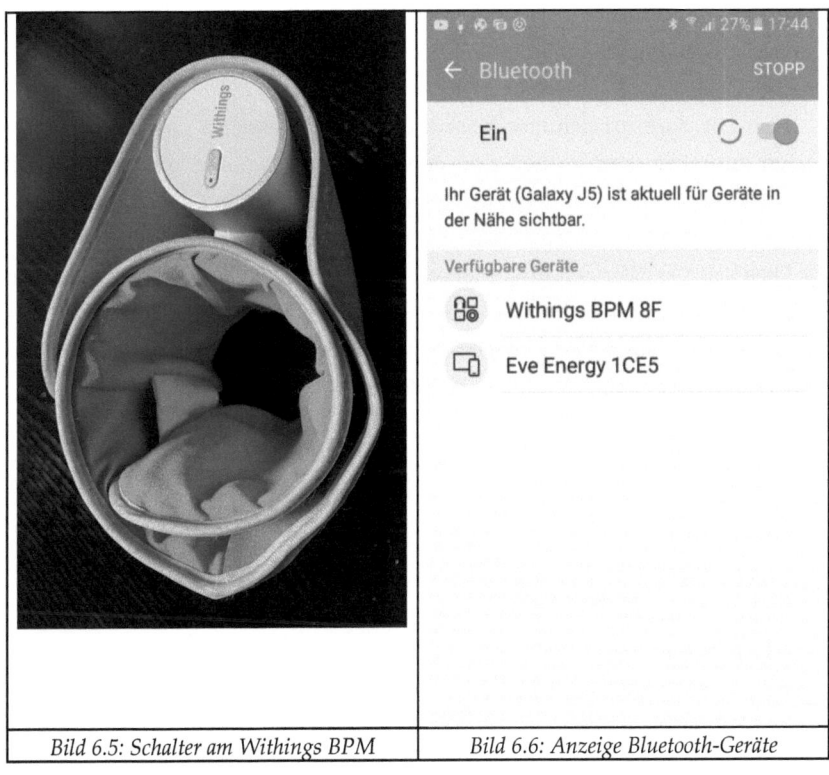

| *Bild 6.5: Schalter am Withings BPM* | *Bild 6.6: Anzeige Bluetooth-Geräte* |

Dazu muss beim zweiten Gerät, mit dem das Bluetooth-fähige Blutdruck-

Messgerät gekoppelt werden soll, also typischerweise Ihr Handy oder Tablet, ebenfalls Bluetooth eingeschaltet sein.

Sobald die Bluetooth-Signale des Blutdruck-Messgerätes empfangen werden, zeigt das Handy oder Tablet das Gerät (in diesem Fall von Withings) an und es kann mit einem Tastendruck als gekoppeltes Gerät auf dem Handy oder Tablet akzeptiert werden, siehe Bild 6.6, „Withings BPM 8F". Damit sind beide Geräte (Blutdruck-Messgerät und Handy oder Tablet) miteinander verbunden.

Zur Kommunikation der Daten und Sicherung der gemessenen Werte ist dann noch eine App vom Gerätehersteller des Blutdruck-Messgerätes aus dem App-Store des jeweils passenden Betriebssystems für das Handy oder Tablet herunter zu laden.

Hier gilt, dass zur richtigen Zuordnung der gemessenen und gespeicherten Daten zum Benutzer vorher eine entsprechende Benutzerkennung auf der Cloud-Plattform des Geräteherstellers angelegt und verwendet werden muss.

Dies kann bei Verwendung mehrerer Geräte desselben Herstellers, wie bei mir beispielsweise der Waage und des Blutdruckmessgeräts von Withings, dann natürlich auch eine einzige Kennung sein, die für die Speicherung der Daten mehrerer Geräte desselben Herstellers verwendet wird.

6.4 Die Messung des Blutdrucks

Als erstes ist das Blutdruck-Messgerät je nach Verwendungsart korrekt an das Handgelenk oder den Oberarm anzulegen, sodass die Messung gestartet werden kann.

Für eine korrekte Messung sind verschiedene Hinweise und Ratschläge zu beachten. So soll man sich bereits fünf Minuten vor der Messung hingesetzt und ruhig geatmet haben, bei der Messung die Beine nicht überschlagen und die Manschette des Blutdruck-Messgerätes soll sich zum Messen auf der Höhe des Herzens befinden.

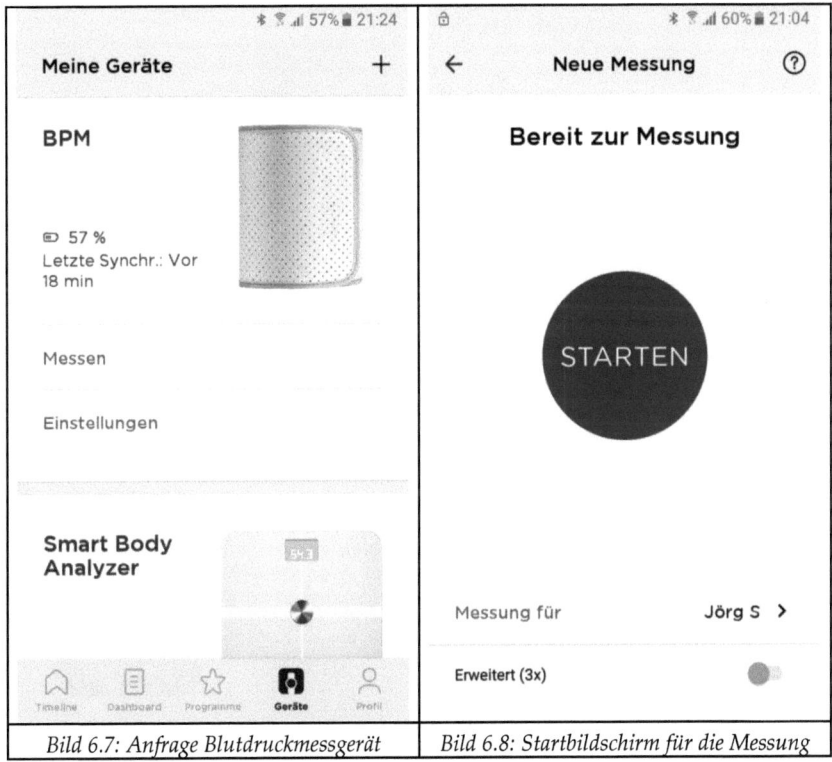

| Bild 6.7: Anfrage Blutdruckmessgerät | Bild 6.8: Startbildschirm für die Messung |

Sind die beiden Geräte, die über Bluetooth die Daten austauschen sollen, schon einmal – beispielsweise bei der Einrichtung – miteinander gekoppelt worden, so kann man den Mess- und Aufnahmevorgang auf zwei verschiedene Arten starten. Entweder man geht in der Health Mate App von Withings auf den Menüpunkt „Geräte", wählt das Blutdruck-Messgerät und in den Details dieses Gerätes den Punkt „Messen" aus, siehe Bild 6.7. Oder man öffnet die Health Mate App, betätigt den Knopf auf dem Blutdruck-Messgerät und wartet bis der Bildschirm mit dem „Starten"-Button erscheint, siehe Bild 6.8.

Indem man auf dem Handy auf den „Starten"-Button drückt, beginnt man die Messung. Die Manschette des Blutdruck-Messgerätes pumpt sich auf und die Daten werden ermittelt.

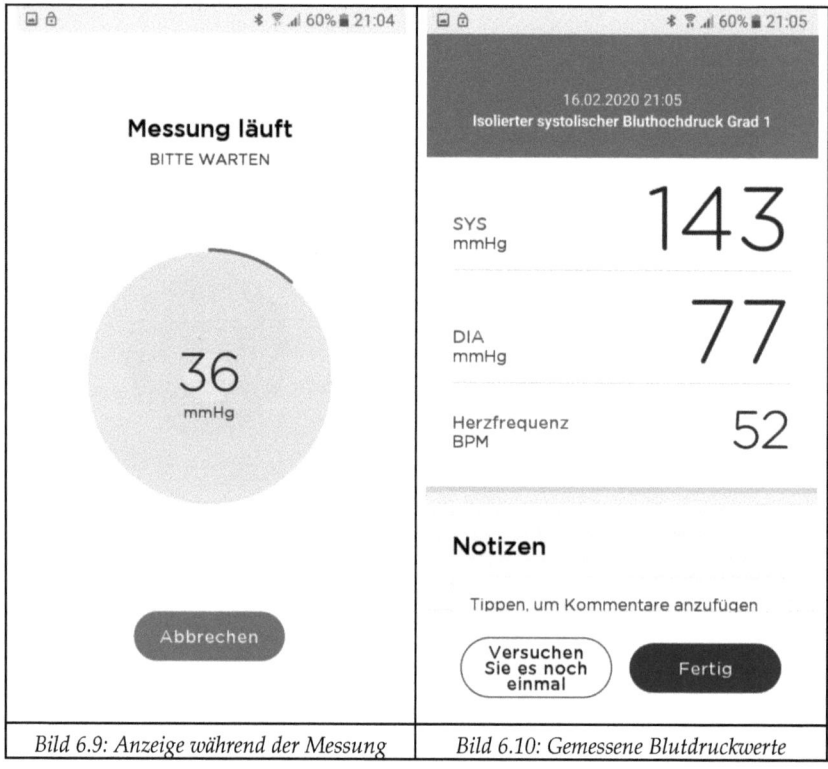

| Bild 6.9: Anzeige während der Messung | Bild 6.10: Gemessene Blutdruckwerte |

Dabei gibt es verschiedene Möglichkeiten der Anzeige der gemessenen Werte. Bei meinem Withings Blutdruckmessgerät gibt es beispielsweise kein eigenes Display.

Startet man also die Messung mit dem Knopfdruck auf dem Gerät, so wird auf dem gekoppelten Handy der Messvorgang (siehe Bild 6.9 während der Messung) als auch dann das Ergebnis angezeigt, siehe Bild 6.10 mit dem gemessenen Blutdruck. Mit einem Klick auf „Fertig" werden die gemessenen Werte dann gespeichert.

Ein Nachteil bei Geräten mit der Kopplung über Bluetooth ist übrigens die Voraussetzung, dass man – anders als bei mit einem WLAN verbundenen smarten Gesundheitshelfer – immer beide Geräte, das Blutdruck-Messgerät und das Handy oder Tablet, in Reichweite haben und bedienen muss.

Nur mit dem Bluetooth-fähigen Blutdruck-Messgerät allein kann man in der Regel keinen Messvorgang starten. Es muss typischerweise auf dem zweiten gekoppelten Gerät, dem Handy oder Tablet, die Speicherung und die dafür notwendige Kommunikation erlaubt und bestätigt werden.

Sollte ein Bluetooth-fähiger Gesundheitshelfer auch ohne das Handy oder Tablet verwendet werden können, so ist er dann nicht mit dem Internet verbunden! In diesem Fall muss man jetzt aufpassen. Manche der smarten Gesundheitshelfer können auch in diesem Fall Daten in einem bestimmten Umfang selber zwischenspeichern.

Ist dieser Umfang aber erschöpft – und das Gerät nicht zwischendurch mit dem Internet verbunden gewesen – so werden ältere Messwerte gelöscht, um Speicherplatz für neuere Messwerte zu gewinnen. So können also gegebenenfalls Messwerte für ihre Langfristauswertungen verloren gehen!

6.5 Die Auswertung in der App

Öffnet man die zum Gerät gehörende Health Mate App von Withings, so sind in der Ansicht „Timeline" die zuletzt mit smarten Geräte von Withings gemessenen Werte oder andere synchronisierte Daten zu sehen. In Bild 6.11 sieht man so unter anderem den zuletzt gemessenen Blutdruckwert.

Klickt man auf diesen Wert, so bekommt man, wie in Bild 6.12 dargestellt, die Details zu dieser Messung angezeigt. So sind in einer Messskala in der Mitte von grün nach rot (von links nach rechts) die Werte, wie sie die WHO interpretiert, dargestellt und die gemessenen Werte von Systole und Diastole eingezeichnet, sodass man auf einen Blick die Daten interpretieren kann (im Beispiel ist die Systole oben im roten Bereich und die Diastole unten im grünen Bereich).

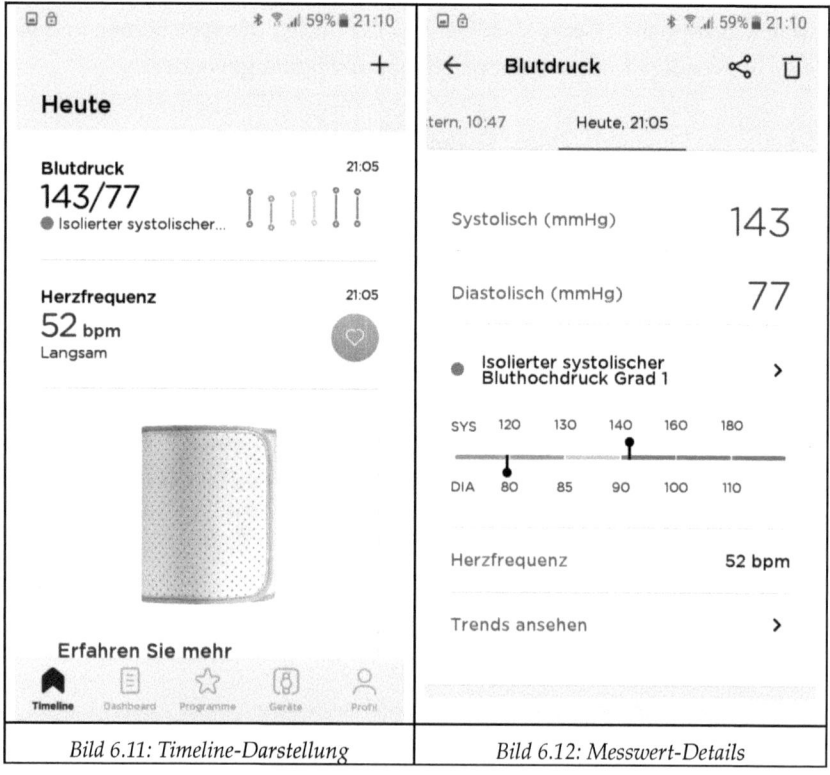

| Bild 6.11: Timeline-Darstellung | Bild 6.12: Messwert-Details |

Man kann – als Gedächtnisstütze, falls die Messung unter besonderen Umständen war – zu jeder Messung auch eine Notiz eingeben.

Tippt man nun auf „Trends ansehen" am unteren Rand des Bildschirms, so kann man die Blutdruckverläufe über eine Woche, einen Monat oder ein Jahr auf dem Handy-Display betrachten. Dabei wird immer genau eine Kalenderwoche, ein Kalendermonat oder ein Jahr angezeigt. Es ist also nicht möglich beispielsweise eine Auswertung von Mitte 2018 bis Mitte 2019 anzuschauen, auch wenn dies dem Zeitraum eines Jahres entspricht.

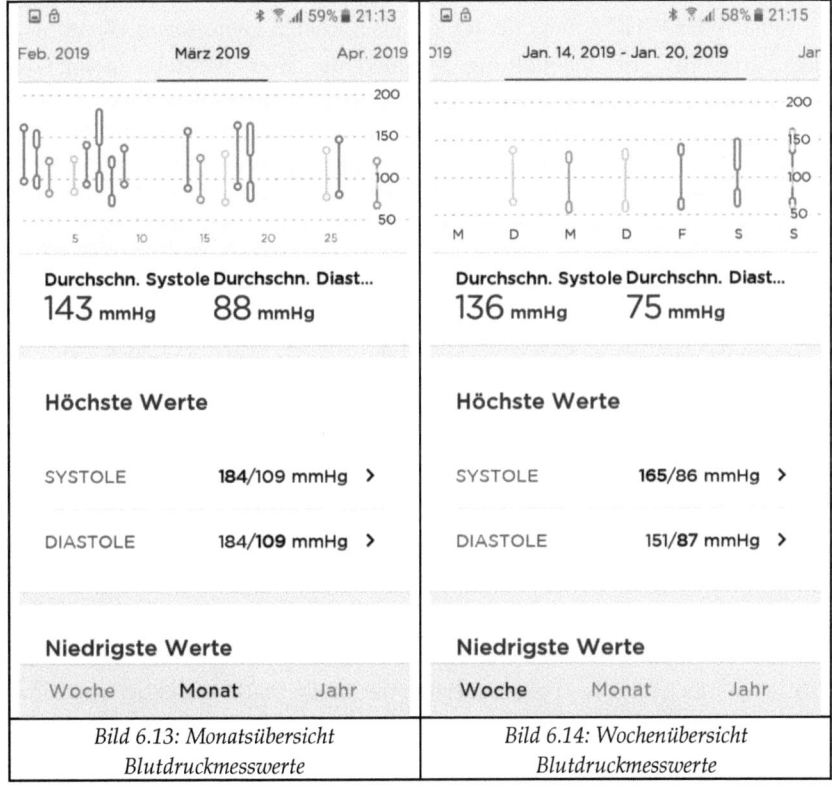

| Bild 6.13: Monatsübersicht Blutdruckmesswerte | Bild 6.14: Wochenübersicht Blutdruckmesswerte |

In Bild 6.13 sieht man beispielsweise eine Monatsübersicht, in Bild 6.14 eine Wochenübersicht. Dabei gilt folgendes für die Darstellung am Beispiel von Bild 6.14:

Sind mehrere Werte in einem dargestellten Zeitraum (in Bild 6.14 an einem Tag) gemessen wurden, so werden die verschiedenen Messwerte als eine „längliche Blase" dargestellt – das obere Ende entspricht dem in diesem Zeitraum gemessenen höchsten Wert, das untere Ende dem niedrigsten gemessenen Wert.

Dabei werden jeweils für Systole und Diastole eine eigene „längliche Blase" dargestellt, die – je nach Schwankungsbreite – unterschiedlich lang sein kann.

Je nach der WHO-Kategorie des jeweils höchsten gemessenen Wertes wird die Farbe für die Darstellung ausgewählt. Hier werden analog den Einzelwerten Ampelfarben verwendet.

6.6 Messgenauigkeit meines Blutdruckmessgerätes

Natürlich können wir bei der Nutzung unserer Blutdruck-Messgeräte zuhause nicht sicher sein, dass wir vollkommen korrekte und richtige Werte messen. Man soll fünf Minuten vor der Messung stillsitzen, das Gerät oder die Manschette müssen richtig, d.h. auf Höhe des Herzens, angelegt sein und eventuell misst das Blutdruck-Messgerät selber auch etwas ungenau – das sind nur ein paar der Risiken, die die Messwerte beeinflussen können.

Aber darum geht es aus meiner Sicht auch nicht. Wichtig ist, dass wir den Blutdruck mit unserem Gerät zuhause regelmäßig messen. Und auch wenn der absolute Wert vielleicht nicht hundertprozentig korrekt ist, so ist eine Entwicklung des Blutdrucks zu erkennen, indem man die zu Hause gemessenen Werte miteinander vergleicht – egal, ob Messfehler enthalten sind oder nicht. Es ist wie bei Folgefehlern in der Mathematik in der Schule früher: Wenn immer der gleiche Fehler enthalten ist, dann kann man trotzdem eine Tendenz aus den Messwerten ableiten.

Allein zuhause Messungen vornehmen zu können, ist dabei schon ein Mehrwert. Wenn Sie zum Arzt kommen und vielleicht wegen Ihrer Blutwerte oder anderen mit ihm zu besprechenden Themen aufgeregt sind, dann ist es nicht unwahrscheinlich, dass Ihr Blutdruck höher ist als er das normalerweise ist.

So zitiert die Deutsche Hochdruckliga e.V. auf ihrer Webseite eine entsprechende Studie, in der dies festgestellt wurde, und empfiehlt insbesondere Menschen ab dem 40. Lebensjahr den Blutdruck regelmäßig zuhause zu messen.

Kleiner Hinweis am Rande: Wenn das Messgerät in der Arztpraxis von Arzthelferinnen oder Krankenschwestern bedient wird, so sind die Messwerte laut der zitierten Studie trotz der gleichen klinischen Atmosphäre wieder deutlich geringer als wenn der Arzt oder die Ärztin selber messen.

Davon abgesehen sind die Messungen, die in mehr oder weniger großen Abständen nur bei Arztbesuchen vorgenommen werden, ja doch eher weit auseinander liegende Einzelwerte. Mit einem eigenen Messgerät können Sie zuhause dagegen deutlich öfter und auch an verschiedenen Tageszeiten messen. Sie bekommen so einen viel besseren Eindruck, wie Ihr Blutdruck „im Alltag" ist.

Als ich einmal ein hochwertiges, geeichtes 24-Stunden-Blutdruck-Messgerät von meinem Transplantationszentrum beziehungsweise Krankenhaus tragen musste, kam mir die Idee, die darüber aufgenommenen Werte mit den Messwerten von meinem privaten Blutdruck-Messgerät zuhause zu vergleichen, um so die Qualität der Messungen des Withings Blutdruck-Messgerätes zu überprüfen.

Dabei ist mir klar, dass dies nur ein subjektiver Test ohne korrekte wissenschaftliche und technische Grundlagen beziehungsweise Laborbedingungen (oder auch nur ausreichend große Datenmengen) ist.

Aber andererseits: Was nutzt dem Endverbraucher ein Blutdruck-Messgerät, das unter idealen Bedingungen im Labor korrekt misst, der Nutzer dann aber zuhause nicht diese idealen Bedingungen hat beziehungsweise das

Gerät falsch anlegt oder verwendet und so „guten Glaubens" falsche Werte geliefert bekommt.

Es geht im Folgenden also weniger um die theoretische Messgenauigkeit des Gerätes als vielmehr darum, wie man zu Hause als Laie Blutdruckwerte ermittelt und ob diese sich mit einem professionellen Gerät aus dem Krankenhaus vergleichen lassen und korrekt sind.

Entsprechend kurz und subjektiv fand der Test statt. Ich habe in drei morgendlichen Stunden jeweils alle 20 Minuten (der vom Krankenhaus vorgegebenen Intervalllänge zwischen den Messungen) die gemessenen Blutdruckwerte von dem Krankenhausgerät mit dem Withings Gerät verglichen und die Ergebnisse im Folgenden grafisch dargestellt und zusammengefasst.

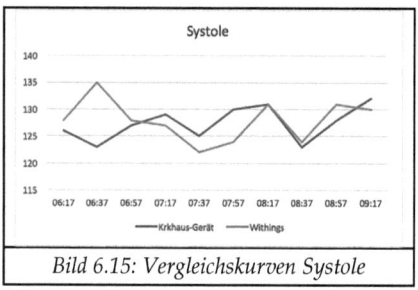

Bild 6.15: Vergleichskurven Systole

In Summe bin ich mit dem Ergebnis des Vergleichs sehr zufrieden. In Bild 6.15 sind die Messergebnisse vom Krankenhausgerät in blauer Farbe (dunklere Linie) und die von meinem privaten Blutdruckmessgerät in oranger Farbe (hellere Linie) als Kurven für die Systole einander gegenübergestellt.

Es gibt einen Ausreißer bei insgesamt 10 Werten, das ist das zweite Messpaar um 6:37 Uhr. Ansonsten sehen die Kurven fast identisch aus – die größte Differenz (abgesehen von dem Ausreißer) beträgt 6 mmHg. Wenn man den Durchschnitt der Differenzen berechnet, dann kommt man inklusive des Ausreißers auf 2,5% Abweichung zwischen beiden Geräten, ohne den Ausreißer sogar nur auf 1,6% Differenz.

Eine Abweichung unter 5% wird in offiziellen Tests normalerweise akzeptiert – also voll bestandener Test vom Withings Bluetooth-Blutdruckmessgerät für den oberen Blutdruckwert.

Ein nur geringfügig schlechteres Bild zeigte sich bei den Messwerten für die Diastole (ohne Abbildung). Bei diesen Werten betrug die größte Differenz ebenfalls 6 mmHg zwischen dem geeichten Krankenhausgerät und meinem privaten Gerät. Insgesamt kann man diese Differenz auch bei der Diastole kaum als Ausreißer bezeichnen.

Die Abweichungen als prozentualer Durchschnitt betragen aber (da die Höhe der Diastole mit rund 80 mmHg niedriger liegt als die der Systole mit rund 130 mmHg) 4,2%. Doch auch das reicht, dass in Tests die Differenz (da sie ebenfalls unter 5% liegt) akzeptiert werden würde und das Gerät den Test bestanden hätte.

6.7 Auswertungen für den Arztbesuch

Meine Blutdruck-Verläufe schaue ich mir regelmäßig selber an, nutze sie aber auch zur Analyse mit meinen Ärzten. Diese haben meine in die Sprechstunde mitgebrachten Auswertungen ebenfalls stets intensiv betrachtet, mit mir durchgesprochen und mittlerweile auch als weitere Dokumentation in meine „offizielle" Patientenakte auf Papier bei sich aufgenommen und dazu geheftet.

Auch wenn es manchmal anfangs Kommentare wie „Die farbliche Darstellung in der Grafik, welche Werte zu hoch und welche zu niedrig sind, hätte ich nicht gebraucht" gab, die abfällig wirkten – mit meiner Antwort „das liefert das Gerät automatisch beim Ausdruck mit" war auch das letztlich akzeptiert. Schließlich geht es – zumindest für den Arzt – um die Inhalte und nicht die Schönheit der Aufbereitung. Die Übersichtlichkeit der Auswertung ist mir im Endeffekt dann wichtiger als dem Arzt.

Ich habe aber auch die Erfahrung gemacht, dass viele Apps, die zu smarten Blutdruck-Messgeräten gehören, wenig übersichtliche Darstellungen haben oder, wie ich es gerne mache, keine Ausdruckmöglichkeit zum Mitnehmen in die Sprechstunde des Arztes anbieten.

Da ich meinem Arzt aber nicht zumuten wollte, die kleine Verlaufskurve auf meinem Handy genauer zu analysieren, machte ich mich auf die Suche nach einer App, in die man Daten eingeben oder synchronisieren kann und die dann einen adäquaten Ausdruck erlaubt. Das trifft aus meiner Sicht auf die App BlutdruckDaten zu.

BlutdruckDaten ist eine App von Horst Klier (einem Programmierer, bei dem 2002 Bluthochdruck festgestellt wurde), die es im iOS App Store und im Google Play Store gibt sowie für Windows und als Alexa Skill. Unter Blutdruckdaten.de gibt es auch eine Webversion mit Erklärungen zu der App und umfangreichen weiteren Informationen zum Thema Blutdruck, zum Beispiel einem Lexikon mit Erklärungen und Tipps.

Die erste Version der App wurde 2011 veröffentlicht. Die aktuelle Version 6.2.7 ist mittlerweile sehr umfangreich. Sie bietet neben ihrer Kernaufgabe – der Erfassung und Darstellung von Blutdruckwerten – zum Beispiel auch eine einfache Möglichkeit, sich an die Einnahme von Medikamenten erinnern zu lassen.

Eingabe von Blutdruckmesswerten

Es gibt verschiedene Möglichkeiten Blutdruckwerte in der App zu erfassen beziehungsweise in die App zu bekommen.

Es können Bluetooth-fähige Blutdruck-Messgeräte direkt konnektiert und deren Messwerte so in die App übernommen werden.

Mit dem obersten Punkt im Hauptmenü, „Neueingabe" (siehe Bild 6.16), kann man gemessene Blutdruckwerte aber auch einfach per Hand in die App eingeben, dargestellt in Bild 6.17.

Datum und Uhrzeit sind auf die aktuelle Zeit vorausgefülltm können aber geändert werden. Dann brauchen nur noch die Werte (Systolisch, Diastolisch, Puls) per Tastatur oder über die am rechten Rand aufzurufenden Stellräder eingegeben werden. Auch einen für den Messzeitpunkt spezifischen Kommentar kann der Nutzer eingeben.

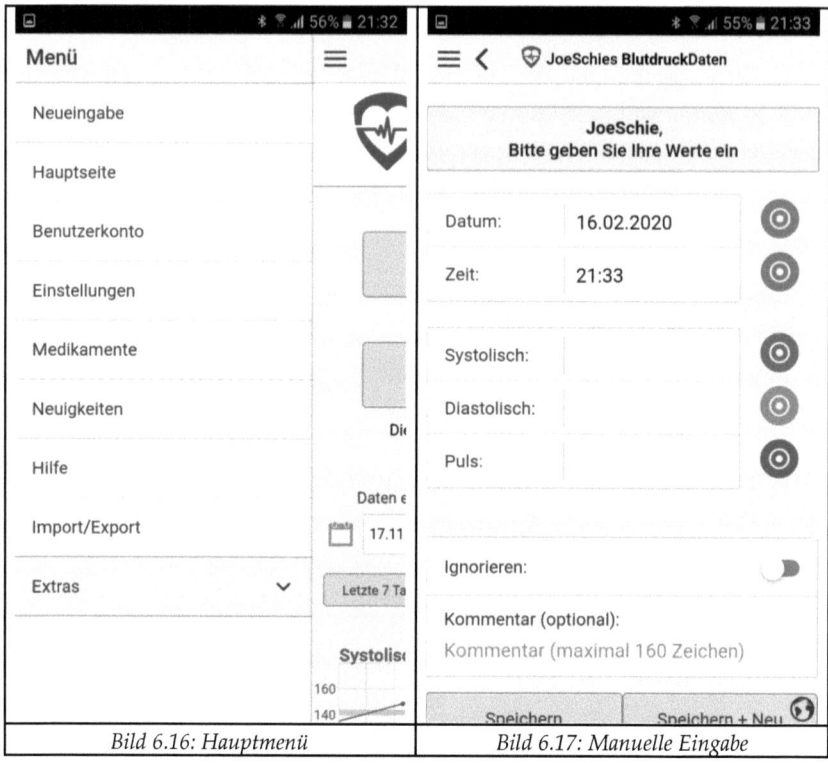

| Bild 6.16: Hauptmenü | Bild 6.17: Manuelle Eingabe |

Hauptseite der App

Der wesentliche Ankerpunkt der App ist die – wie der Name schon sagt – Hauptseite, siehe die Bilder 6.18 bis 6.20 als Screeenshots, die man sich untereinander vorstellen muss.

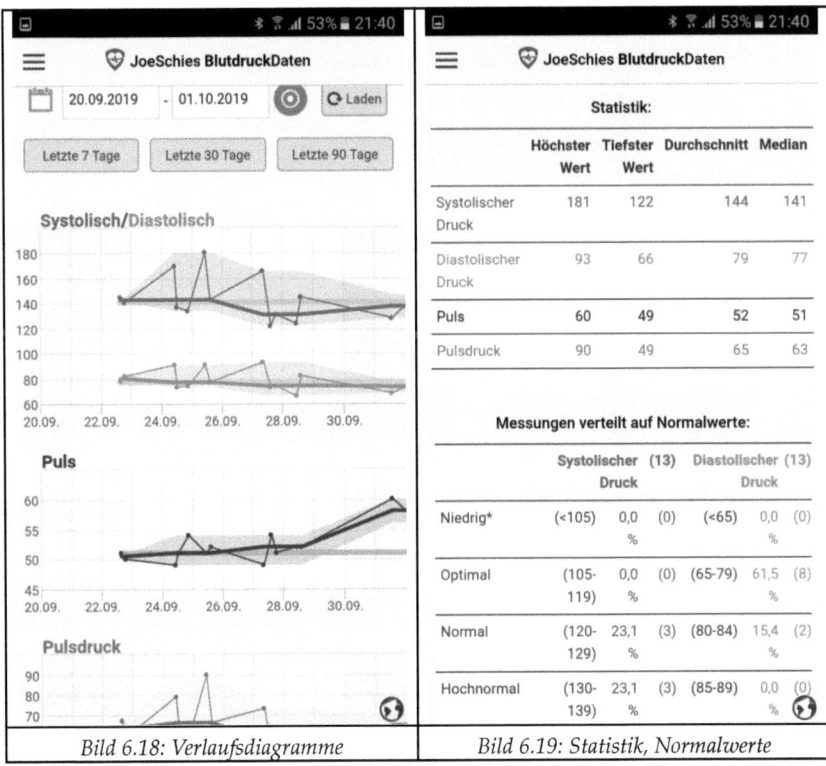

Bild 6.18: Verlaufsdiagramme	Bild 6.19: Statistik, Normalwerte

Es werden untereinander die folgenden Darstellungen angezeigt.

1. Darstellung: Verlaufsdiagramme

Die Hauptseite beginnt mit der Ausgabe der Verlaufsdiagramme. Im Beispiel in Bild 6.18 sieht man die Verlaufsdiagramme für Blutdruck („Systolisch / Diastolisch"), Puls und den (errechneten) Pulsdruck für den Zeitraum vom 20.09.2019 bis zum 01.10.2019.

Der Zeitraum für die Grafik ist dabei entweder über spezifische Buttons aus drei festen Varianten auszuwählen, wahlweise sind dies die letzten 7 Tage, die letzten 30 Tage oder die letzten 90 Tage (in Bild 6.18 direkt über der ersten Kurve zu sehen). Oder man gibt ganz oben in die beiden Datumsfelder beliebig frei wählbare Daten, im Beispiel „20.09.2019" und „01.10.2019", ein.

In den „Diagramm Einstellungen" können übrigens die folgenden Daten zur Darstellung an- und abgewählt werden (nicht alle sind in den Darstellungen sichtbar):

- Systolisch/Diastolisch (Blutdruck)
- Puls
- Pulsdruck
- Gewicht
- Glucose
- Temperatur
- Ereignisse
- Flüssigkeit

Der Graph zeigt als helle, farblich passende Fläche den Bereich an, in dem sich alle Messungen befinden.

Wahlweise können – über den unter den Verlaufsdiagrammen liegenden Button „Diagramm Einstellungen" (nicht im Bild zu sehen) – die folgenden Anzeigen ein- oder ausgeschaltet werden:

- Bei **Werte** werden die gemessenen Blutdruckwerte als kleine Punkte oder Striche in die Grafik eingezeichnet
- Über **Linien** werden diese Werte miteinander verbunden. Dabei können auch nur die Linien, ohne die explizite Darstellung der Einzelwerte in der Grafik, ausgegeben werden
- **Einfacher statistischer Mittelwert,** das heißt, es wird für den Zeitraum der unter „Statistik" ausgerechnete Durchschnittswert in der Grafik mit einer konstanten Linie dargestellt
- **Statistischer Mittelwert im Verlauf** stellt die Entwicklung des Mittelwertes im Zeitverlauf dar, ändert sich also und ist kein konstanter Wert wie der „statistische Mittelwert", siehe die fett-gezeichnete Linie Bild 6.18

2. Darstellung: Statistik

Anschließend kommt die statistische Zusammenfassung für den ausgewählten Zeitraum in Form von Angaben der folgenden Werte für die angezeigten Daten (also jeweils für Systole, Diastole, Puls etc.):

- höchster gemessener Wert im Zeitraum
- niedrigster gemessener Wert im Zeitraum
- Durchschnittswert (also die Summe aller gemessenen Werte geteilt durch die Anzahl der Werte)
- Median (das ist, wenn man sich alle Messwerte sortiert in einer Reihe vorstellt, der in der Mitte liegende Messwert)

3. Darstellung: Messungen verteilt auf Normalwerte

Die Weltgesundheitsorganisation (WHO) hat für Blutdruckwerte verschiedene Kategorien definiert, also vorgegeben, welche Werte gelten als „optimaler Blutdruck", welche als „niedriger Blutdruck" und welche als Bluthochdruck (Hypertonie), der in drei Stufen eingeteilt wird.

Sehr hilfreich, wie ich finde: Alle Blutdruck-Messwerte aus dem ausgewählten Zeitraum werden in die verschiedenen Blutdruck-Kategorien der WHO einsortiert und dann angegeben, wie viele Messungen des Nutzers (als absolute Anzahl wie auch prozentualer Wert) in welche Kategorie fallen, siehe Bild 6.19 unten.

4. Darstellung: Einzelwerte

Abschließend werden auf der Hauptseite ganz unten alle einzelnen Messungen, zeitlich sortiert nach dem Messzeitpunkt, einfach untereinander ausgegeben, siehe Bild 6.20. Das hilft dem Nutzer noch einmal einzuschätzen, welche gemessenen Werte alles im Einzelnen in den Verlaufsdiagrammen und Statistiken berücksichtigt sind.

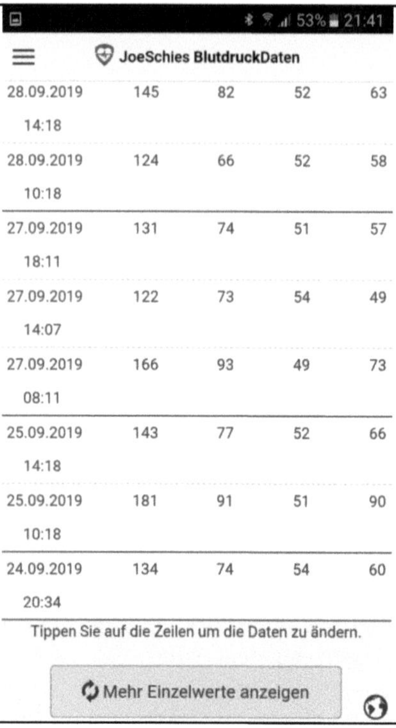
53% 21:41
JoeSchies BlutdruckDaten
28.09.2019 14:18 145 82 52 63
28.09.2019 10:18 124 66 52 58
27.09.2019 18:11 131 74 51 57
27.09.2019 14:07 122 73 54 49
27.09.2019 08:11 166 93 49 73
25.09.2019 14:18 143 77 52 66
25.09.2019 10:18 181 91 51 90
24.09.2019 20:34 134 74 54 60
Tippen Sie auf die Zeilen um die Daten zu ändern.
Mehr Einzelwerte anzeigen

Bild 6.20: Einzelwerte

Weitere Funktionalität

Wollte man die App BlutdruckDaten vollständig beschreiben, so wäre noch einiges zu ergänzen. An dieser Stelle soll jedoch nur ein kurzer Überblick über die weiteren Funktionalitäten gegeben werden:

- Zuallererst ist hier die mögliche Dokumentation weiterer Werte wie Gewicht, Glucose oder Temperatur zu nennen, wie es auch weiter oben schon einmal kurz erwähnt wurde. Dabei fungiert die App auch als Wecker und kann an die Messung und Erfassung der entsprechenden Daten erinnern.
- Die Erinnerung und Erfassung erfolgt immer für alle ausgewählten Werte zu einem Zeitpunkt, man kann also nicht explizit unterschiedliche Zeiten für die Messsungen von Gewicht und

Blutdruck definieren. Allerdings kann man natürlich zu einem Erinnerungszeitpunkt beispielsweise nur das Gewicht erfassen und zu einem anderen Erinnerungszeitpunkt nur den Blutdruck.

- Auch an die Einnahme von Medikamenten kann man sich mit der App erinnern lassen. Allerdings kann man – für mich mindestens genauso wichtig – die erfolgte Einnahme leider nicht in der App dokumentieren.
- Gut gefällt mir die Möglichkeit je Medikament zu entscheiden, ob man sich an die Einnahme allgemein per Tageszeit (also zum Beispiel „morgens") erinnern lassen möchte oder zu einer konkreten Uhrzeit (wie ich beispielsweise immer um 9 Uhr und 21 Uhr meine Immunsuppression einnehmen muss). Das habe ich so bei noch keiner anderen App gesehen.
- Die App unterstützt auch die Erfassung von Ein- und Ausfuhr von Flüssigkeit.

Standard-pdf-Auswertung

Der Zeitraum für die pdf-Auswertung wird durch die Auswahl des Zeitraums der Darstellung, die man für die Anzeige in der App auswählt, definiert (siehe oben).

Im folgenden Beispiel ist eine 7-Tage-Auswertung dargestellt (wie man im pdf-Ausdruck allerdings erst auf Seite 2, dargestellt in Bild 6.22, sieht).

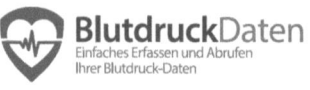

Statistik (44 Einzeldaten):

	Höchster Wert	Tiefster Wert	Durchschnitt	Median
Systolischer Druck	181	122	145	141
Diastolischer Druck	93	66	79	77
Puls	54	49	51	51
Pulsdruck	90	49	66	64

Messungen verteilt auf Normalwerte:

		Systolischer Druck (11)		Diastolischer Druck (11)	
Niedrig*	(<105)	0,0 % 0	(<65)	0,0 %	0
Optimal	(105-119)	0,0 % 0	(65-79)	63,6 %	7
Normal	(120-129)	18,2 % 2	(80-84)	9,1 %	1
Hochnormal	(130-139)	27,3 % 3	(85-89)	0,0 %	0
Hypertonie Grad 1	(140-159)	27,3 % 3	(90-99)	27,3 %	3
Hypertonie Grad 2	(160-179)	18,2 % 2	(100-109)	0,0 %	0
Hypertonie Grad 3	(>=180)	9,1 % 1	(>=110)	0,0 %	0

Bild 6.21: pdf-Auswertung, Seite 1

Die pdf-Auswertung beginnt mit der – in der App unter „Statistik" aufgeführten – Übersichts-Tabelle auf der ersten Seite. Hier werden für jeden in den „Diagramm Einstellungen" zur Anzeige ausgewählten Messwert jeweils der höchste gemessene, der niedrigste gemessene Wert sowie der errechnete Durchschnitt und der Median angegeben. In dem hier dargestellten Beispiel sind dies Systole, Diastole, Puls und der errechnete Pulsdruck, siehe Bild 6.21.

Dabei ist der Median der Messwert in der Mitte, wenn man alle gemessenen Werte der Größe nach sortiert. Also bei drei Werten für die Systole von beispielsweise 160, 155 und 140 ist der Median der mittlere Wert, also 155.

Der Durchschnitt ist der Wert, der sich durch die Summe aller Werte geteilt durch die Anzahl der Werte errechnet. Im obigen Beispiel also 160+155+140=455 und dann 455:3=151,67 ist der Durchschnittswert.

Die in Bild 6.21 dargestellte zweite Tabelle gefällt mir sehr gut. Sie ist in jedem Fall in der App zu finden, aber für den hier dargestellten Ausdruck der Tabelle ist die Premium-Version der App notwendig.

In dieser Tabelle werden alle im ausgewählten Zeitraum gemessenen Werte in die WHO-Kategorien der Blutdruckwerte einsortiert und die Anzahl ausgeben. Im Beispiel sind also zwei der in der Auswertung in Bild 6.21 berücksichtigten Werte (18,2%) der Systole im Normalbereich.

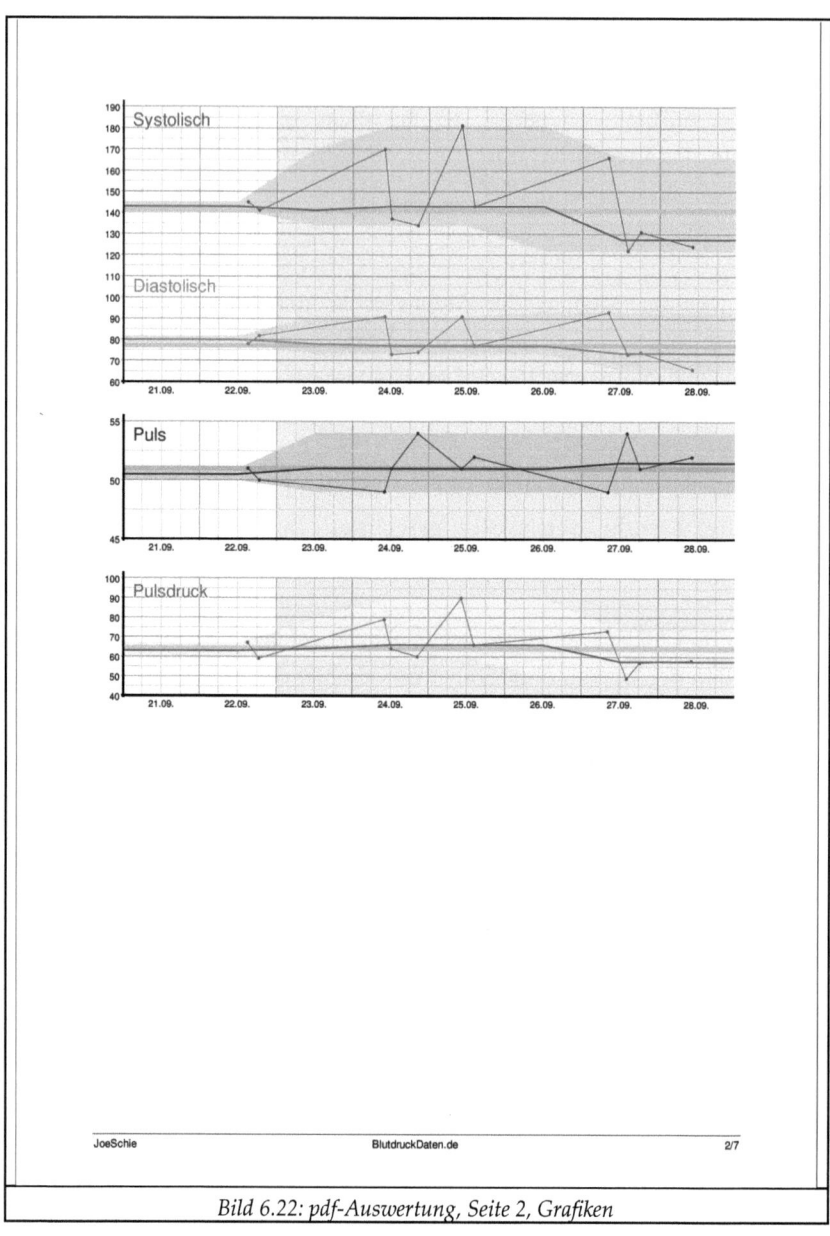

Bild 6.22: pdf-Auswertung, Seite 2, Grafiken

Für jeden Messwert wird anschließend die Verlaufsgrafik, wie sie in der

App angezeigt wird, als Diagramm auf der zweiten Seite des Reports ausgegeben, siehe Bild 6.22.

Auch hier werden die in der App dargestellten Verlaufskurven im pdf analog ausgedruckt. Je nach den „Diagramm-Einstellungen" in der App werden dabei (1) die Werte, (2) die Linien, (3) der einfache statistische Mittelwert und/oder (4) der statistische Mittelwert im Verlauf im Diagramm eingezeichnet.

Auf den ersten Blick ein wenig gewöhnungsbedürftig: Für die gemessenen Werte wird eine farbige Fläche quasi als Einfassung erstellt. Der obere Rand der Fläche entspricht der Verbindung der höchsten gemessene Werte und der untere Rand entsprechend der Verbindung der niedrigsten gemessene Werte, sodass sich alle Messwerte innerhalb der farbigen Fläche befinden.

Zusätzliche Auswertungen nach Uhrzeiten & Wochentag

In Erweiterung zu den Diagrammen, die auch direkt in der App angezeigt werden, können in den pdf-Auswertungen noch zwei andere Verlaufskurven ausgegeben werden.

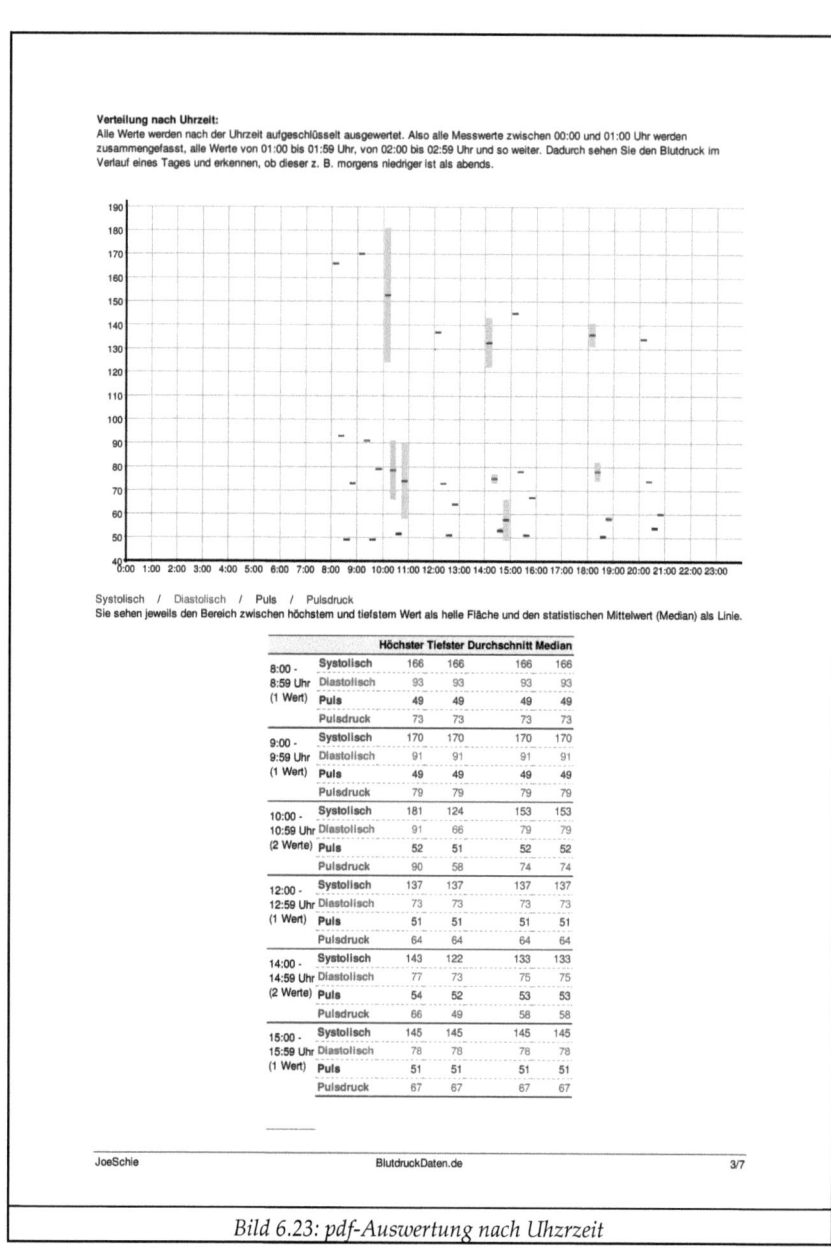

Verteilung nach Uhrzeit:
Alle Werte werden nach der Uhrzeit aufgeschlüsselt ausgewertet. Also alle Messwerte zwischen 00:00 und 01:00 Uhr werden zusammengefasst, alle Werte von 01:00 bis 01:59 Uhr, von 02:00 bis 02:59 Uhr und so weiter. Dadurch sehen Sie den Blutdruck im Verlauf eines Tages und erkennen, ob dieser z. B. morgens niedriger ist als abends.

Systolisch / Diastolisch / Puls / Pulsdruck
Sie sehen jeweils den Bereich zwischen höchstem und tiefstem Wert als helle Fläche und den statistischen Mittelwert (Median) als Linie.

		Höchster	Tiefster	Durchschnitt	Median
8:00 -	Systolisch	166	166	166	166
8:59 Uhr	Diastolisch	93	93	93	93
(1 Wert)	Puls	49	49	49	49
	Pulsdruck	73	73	73	73
9:00 -	Systolisch	170	170	170	170
9:59 Uhr	Diastolisch	91	91	91	91
(1 Wert)	Puls	49	49	49	49
	Pulsdruck	79	79	79	79
10:00 -	Systolisch	181	124	153	153
10:59 Uhr	Diastolisch	91	66	79	79
(2 Werte)	Puls	52	51	52	52
	Pulsdruck	90	58	74	74
12:00 -	Systolisch	137	137	137	137
12:59 Uhr	Diastolisch	73	73	73	73
(1 Wert)	Puls	51	51	51	51
	Pulsdruck	64	64	64	64
14:00 -	Systolisch	143	122	133	133
14:59 Uhr	Diastolisch	77	73	75	75
(2 Werte)	Puls	54	52	53	53
	Pulsdruck	66	49	58	58
15:00 -	Systolisch	145	145	145	145
15:59 Uhr	Diastolisch	78	78	78	78
(1 Wert)	Puls	51	51	51	51
	Pulsdruck	67	67	67	67

Bild 6.23: pdf-Auswertung nach Uhrzeit

Als erste weitere Darstellung gibt es die Auswertung nach Uhrzeiten, was ich sehr gut finde!

Die Grafik dazu stellt in einem 24-Stunden-Raster auf der x-Achse (von links nach rechts) jeweils in einer Spalte pro Stunde alle Werte von links nach rechts in verschiedenen Farben dar, siehe Bild 6.23.

Am besten ist das in der Stunde zwischen 10 Uhr 11 Uhr zu erkennen, die Farben entsprechen den in den anderen Grafiken verwendeten Farben je Messwert (von links nach rechts): Systole in rot, Diastole in grün, Puls in blau (kein farblicher Balken erkennbar), Pulsdruck in gelb.

Der vertikale, farbliche Balken entspricht der Verteilung der Messwerte in der jeweiligen Stunde – das obere Ende entspricht dem höchsten gemessenen Wert, das untere Ende dem niedrigsten gemessenen Wert. Der eingezeichnete Strich zeigt dabei jeweils den Median an.

Die so dargestellten Werte kann man auch direkt in der unter der Grafik stehenden Tabelle ablesen, die die Messwerte je Stunde in einer Zeile zusammenfasst.

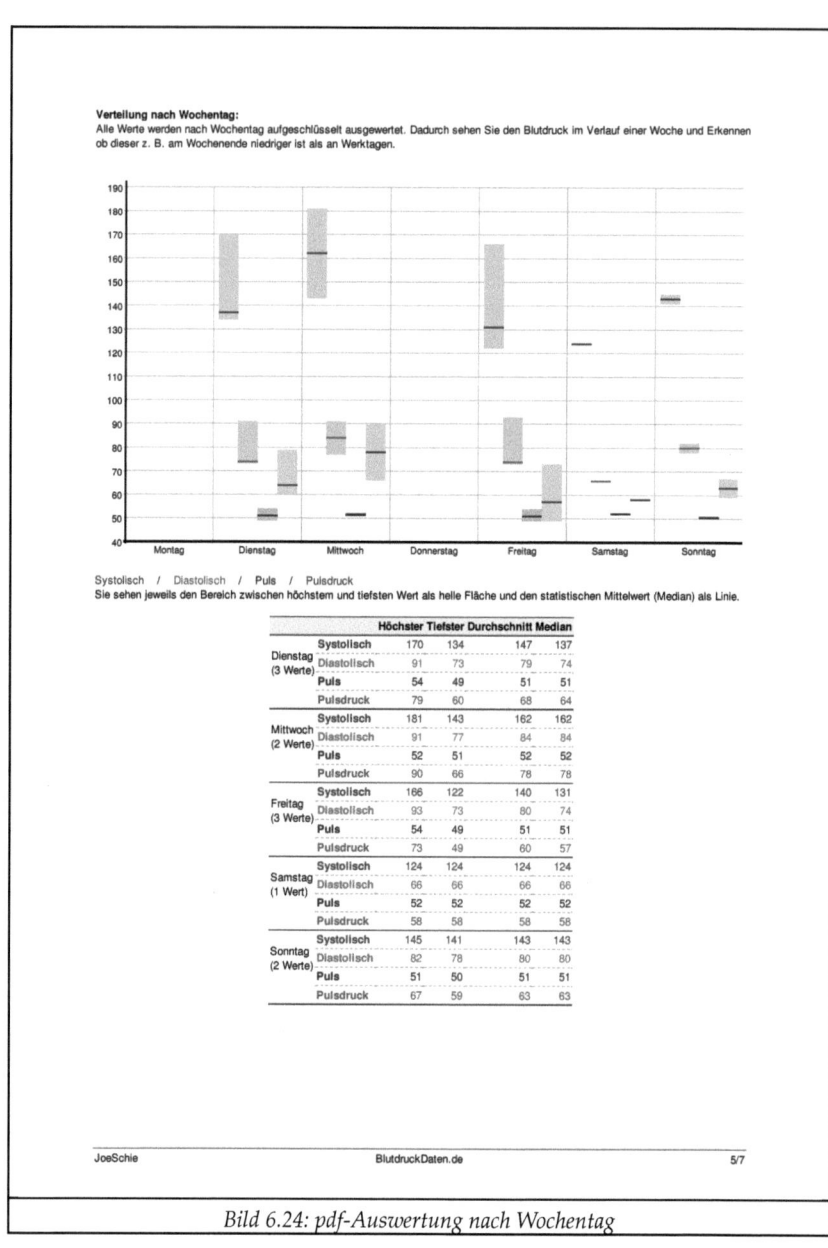

Verteilung nach Wochentag:
Alle Werte werden nach Wochentag aufgeschlüsselt ausgewertet. Dadurch sehen Sie den Blutdruck im Verlauf einer Woche und Erkennen ob dieser z. B. am Wochenende niedriger ist als an Werktagen.

Systolisch / Diastolisch / Puls / Pulsdruck
Sie sehen jeweils den Bereich zwischen höchstem und tiefsten Wert als helle Fläche und den statistischen Mittelwert (Median) als Linie.

		Höchster	Tiefster	Durchschnitt	Median
Dienstag (3 Werte)	Systolisch	170	134	147	137
	Diastolisch	91	73	79	74
	Puls	54	49	51	51
	Pulsdruck	79	60	68	64
Mittwoch (2 Werte)	Systolisch	181	143	162	162
	Diastolisch	91	77	84	84
	Puls	52	51	52	52
	Pulsdruck	90	66	78	78
Freitag (3 Werte)	Systolisch	166	122	140	131
	Diastolisch	93	73	80	74
	Puls	54	49	51	51
	Pulsdruck	73	49	60	57
Samstag (1 Wert)	Systolisch	124	124	124	124
	Diastolisch	66	66	66	66
	Puls	52	52	52	52
	Pulsdruck	58	58	58	58
Sonntag (2 Werte)	Systolisch	145	141	143	143
	Diastolisch	82	78	80	80
	Puls	51	50	51	51
	Pulsdruck	67	59	63	63

Bild 6.24: pdf-Auswertung nach Wochentag

Als weitere Grafik kann – allerdings nur durch Erwerb der Premium-

Funktionen – eine Auswertung nach Wochentagen ausgegeben werden, siehe Bild 6.24.

Die Darstellung ist analog der eben für die Uhrzeiten beschriebenen Darstellung, je Wochentag sind von links nach rechts in verschiedenen Farben die verschiedenen Messwerte dargestellt. Die Balken geben den an jedem Wochentag gemessenen Höchst- und Tiefstwert an, der Strich ist jeweils der Median.

Die in der Grafik dargestellten Daten sind ebenfalls in einer Tabelle unterhalb des Diagramms aufgeführt.

Einzelne Werte:

Datum	Zeit	Sys.	Dia.	Puls	Puls-druck	Ignorieren	Kommentar
22.09.2019	15:04 Uhr	145	78	51	67		
22.09.2019	18:39 Uhr	141	82	50	59		
24.09.2019	09:55 Uhr	170	91	49	79		
24.09.2019	12:06 Uhr	137	73	51	64		
24.09.2019	20:34 Uhr	134	74	54	60		
25.09.2019	10:18 Uhr	181	91	51	90		
25.09.2019	14:18 Uhr	143	77	52	66		
27.09.2019	08:11 Uhr	166	93	49	73		
27.09.2019	14:07 Uhr	122	73	54	49		
27.09.2019	18:11 Uhr	131	74	51	57		
28.09.2019	10:18 Uhr	124	66	52	58		

Bild 6.25: pdf-Auswertung – Gemessene Einzelwerte

Auf den beiden letzten Seiten der umfangreichen pdf-Auswertung ist dann noch zunächst eine Tabelle mit allen gemessenen Einzelwerten angegeben, siehe Bild 6.25.

Während zuvor also nur die für die Darstellung in den Verlaufskurven verwendeten (konsolidierten) Daten aufgeführt wurden, sind hier die konkreten, einzelnen Blutdruckwerte, die die Basis aller Darstellungen bilden, in einer Tabelle nach ihrer zeitlichen Entstehung untereinander aufgeführt.

6.8 Wie finde ich das richtige Blutdruck-Messgerät (für mich)?

In diesem Kapitel führe ich Sie anhand von sechs Aspekten zu der Antwort, welches das für Sie ideale Blutdruck-Messgerät ist beziehungsweise welche Eigenschaften es haben sollte.

Auf www.meine-gesundheitshelfer.online finden Sie eine Übersicht über Blutdruck-Messgeräte für das Handgelenk und für den Oberarm und ihre wesentlichen Eigenschaften und Testergebnisse. Hier können Sie sich passende Geräte entsprechend den ermittelten Eigenschaften heraussuchen und über Amazon bestellen.

Alternativ empfehle ich Ihnen am Ende dieses Kapitels zwei Geräte aus meiner persönlichen, täglichen Nutzung, falls Sie „eine Abkürzung" nutzen möchten und nicht selber weitersuchen können oder wollen.

1. Aspekt: Wie soll gemessen werden – Genauigkeit

Grundsätzlich gibt es zwei verschiedene Varianten zur Messung des Blutdrucks.
1. Der Blutdruck wird am Handgelenk gemessen, siehe Bild 6.26.
2. Der Blutdruck wird am Oberarm gemessen, siehe Bild 6.27.

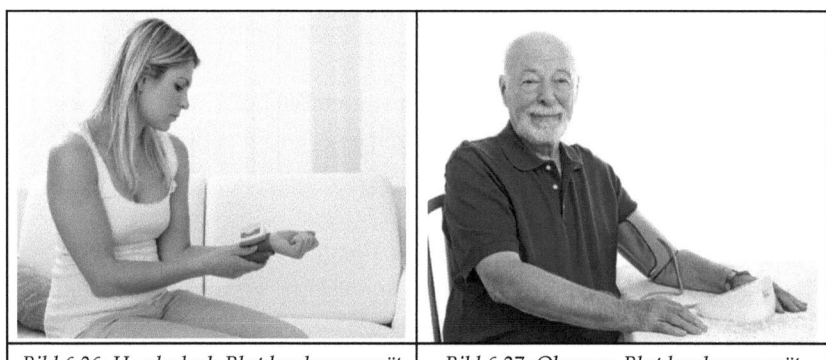

| Bild 6.26: Handgelenk-Blutdruckmessgerät | Bild 6.27: Oberarm-Blutdruckmessgerät |

Dabei gilt in der Regel, dass der am Oberarm gemessene Blutdruck genauer ist als der am Handgelenk gemessene Blutdruck.

Die Geräte selber sind nach neuesten Untersuchungen zwar gleichwertig in Bezug auf die Zuverlässigkeit der Ergebnisse. Veränderungen der Arterien, die mit zunehmendem Alter entstehen oder auch mit Krankheiten wie Diabetes einhergehen, finden aber typischerweise an weiter vom Herz entfernten Stellen wie dem Handgelenk statt und machen korrekte Messungen an dieser Stelle deshalb schwieriger. Insofern gilt insbesondere für ältere Menschen, Raucher und Diabetiker die Empfehlung, den Blutdruck am Oberarm zu messen.

Auch soll sich das Blutdruckmessgerät während der Messung immer auf der Höhe vom Herzen befinden. Während man dies durch eine entsprechende Haltung des Unterarms bei der Messung mit einem Handgelenk-Messgerät bewusst unterstützen muss, passiert es beim Oberarm-Messgerät automatisch.

Gemäß der Deutschen Hochdruckliga ist ein Messergebnis am Handgelenk mit Händen im Schoß (das entspricht ungefähr einer 30 cm zu niedrigen Haltung des Messgerätes) rund 20 mmHg höher als der korrekt gemessene Blutdruck.

2. Aspekt: Wo soll gemessen werden – Größe des Gerätes

Früher sagte man allgemein, dass Blutdruck-Messgeräte für den Oberarm größer und unhandlicher sind. Das war vor allem darauf zurückzuführen, dass sie eine Oberarm-Manschette, ein Kabel und in der Regel ein Anzeigedisplay haben.

Doch dies gilt so verallgemeinert nicht mehr. Durch die Kopplung mit einem Smartphone verzichtet beispielsweise das Withings BPM (Blood Pressure Monitor) auf ein externes Display und benötigt dann auch kein Anschlusskabel mehr. Durch die Reduktion auf die Oberarm-Manschette ist das Gerät so klein, dass es auch gut auf Reisen mitgenommen werden kann.

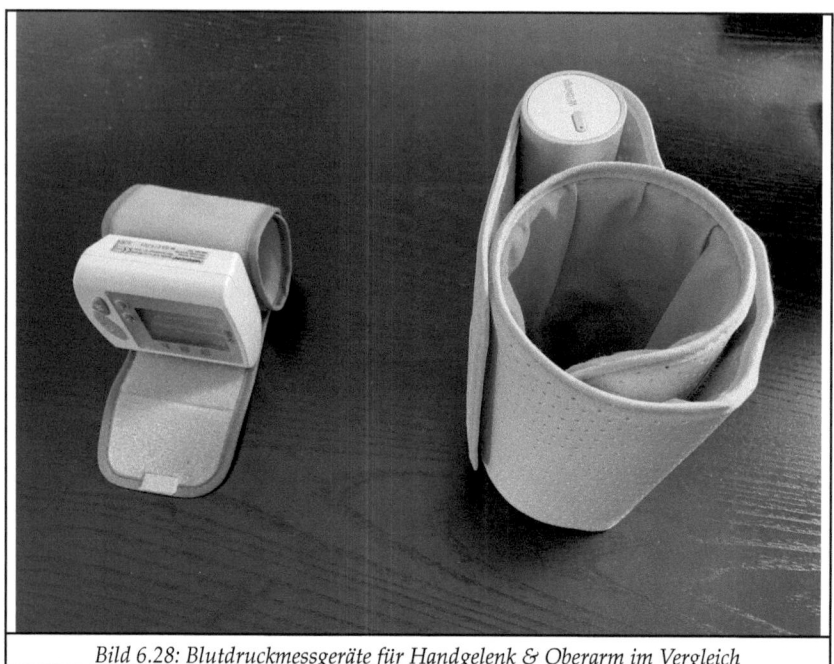

Bild 6.28: Blutdruckmessgeräte für Handgelenk & Oberarm im Vergleich

Trotzdem bleibt ein Größenunterschied – das Blutdruck-Messgerät für den Oberarm braucht fast doppelt soviel Platz wie ein handelsübliches Blutdruck-Messgerät für das Handgelenk, siehe Bild 6.28 (links ein Blutdruck-Messgerät für das Handgelenk, rechts ein Blutdruck-Messgerät für den Oberarm).

3. Aspekt: Wie viel darf es kosten?

Während man davon ausgehen kann, dass Geräte für das Handgelenk aufgrund einfacherer Technik grundsätzlich günstiger sind, ist die Preisdifferenz zwischen den beiden Varianten mittlerweile nicht mehr riesig.

Blutdruck-Messgeräte für das Handgelenk bekommt man schon ab 15 Euro, Blutdruck-Messgeräte für den Oberarm auch schon ab 20 Euro.

4. Aspekt: Hat das Gerät ein Qualitätssiegel?

Die Deutsche Hochdruckliga testet und prüft regelmäßig Blutdruck-Messgeräte und verteilt entsprechende Siegel. Allerdings werden hier pro Kalenderjahr nur jeweils weniger als 10 Geräte aufgenommen und nur ein Teil davon hat smarte Funktionen. Man sieht leider auch nicht, wenn Geräte getestet, aber wegen Mängeln beispielsweise nicht aufgenommen werden oder durchfallen.

Insofern ist ein Gerät von der Liste der von der Hochdruckliga zertifizierten Geräte zwar qualitativ hochwertig und verlässlich. Allerdings gibt es auch gute Geräte, die eben nicht auf der Liste stehen, da die Anzahl der geprüften Geräte überschaubar ist.

5. Aspekt: Gibt es Tests von Stiftung Warentest?

Sowohl Stiftung Warentest als auch verschiedene andere Testzeitschriften oder technische Publikationen testen regelmäßig Blutdruck-Messgeräte.

Damit Sie sich nicht durch Dutzende Zeitschriften arbeiten müssen, sammele und veröffentliche ich alle mir bekannten Testergebnisse übersichtlich auf der Seite www.meine-gesundheitshelfer.online/produkte-2/ tests-von-smarten-gesundheitshelfern.

Dabei macht es durchaus Sinn, sich die Testkriterien anzuschauen. Während Technikzeitschriften oft nur technische Eigenschaften testen und bewerten, sollte ein Kriterium zur Messgenauigkeit unbedingt Bestandteil eines aussagekräftigen Gerätetests sein – auch wenn das leider nicht immer der Fall ist.

6. Aspekt: Smart oder nicht smart?

Um es klar zu sagen: Ich bin ein Verfechter von smarten Blutdruck-Messgeräten. Darunter versteht man Geräte, die die gemessenen

Blutdruckwerte speichern und insbesondere zum Auslesen und für Auswertungen bereitstellen.

Erst dadurch können verschiedene grafische Darstellungen für den Blutdruck erzeugt werden. Und diese Grafiken ermöglichen es beispielsweise erst, eine langfristige Entwicklung zu erkennen.

Für das Auslesen der Werte und die Erzeugung der Grafiken werden von den Anbietern meist eigene Clouds zur Verfügung gestellt, d.h. die gemessenen Blutdruckwerte werden „irgendwo" auf Rechnern der Hersteller gespeichert.

Das ist natürlich prinzipiell ein Sicherheitsrisiko. Deshalb sollte man als Nutzer in den Nutzungs- und Datenschutzbedingungen nachsehen, wo die Server des jeweiligen Herstellers stehen und was mit den Daten geschieht – in den USA beispielsweise sind die Hersteller verpflichtet, Daten auf Verlangen der Behörden herauszugeben.

Andererseits ist für die Nutzung dieser Funktion typischerweise nur eine Mailadresse notwendig – Sie können sich also eine beliebige Mailadresse wie MickeyMaus.1967@gmail.com ausdenken, anlegen und nutzen, die Sie erst einmal nicht direkt identifiziert.

Zusammenfassung

Anhand der sechs behandelten Aspekte – unten in der Tabelle sind sie nochmals kurz untereinander aufgeführt – können Sie sich auf die Suche eines entsprechend den Kriterien und Ihrer persönlichen Bewertung der Kriterien passenden Blutdruck-Messgerätes machen.

	Blutdruck-Messgerät für das Handgelenk	Blutdruck-Messgerät für den Oberarm
Genauigkeit	nicht für alle Menschen geeignet (Diabetiker, Raucher, ältere Menschen); korrekte Haltung für korrekte Messungen notwendig	geeignet unabhängig von Risikofaktoren wie Rauchen, Diabetes; automatisch korrekte Haltung des Oberarms
Größe des Messgerätes	klein bis mittel	mittel bis groß
Preis	ab 15 Euro	ab 20 Euro
Zertifizierungen, Tests	abhängig vom konkreten Gerät	abhängig vom konkreten Gerät
smarte Funktionen	abhängig vom konkreten Gerät	abhängig vom konkreten Gerät

Für schnelle Hilfe: Meine persönliche Empfehlung

Wenn Sie auf meinen Rat hören wollen – aus meiner persönlichen Erfahrung kann ich Ihnen die folgenden beiden Geräte empfehlen, die ich auch heute noch regelmäßig verwende. Beides sind Messgeräte für den Oberarm.

Das Blutdruckmessgerät in Bild 6.29 ist mein Standardgerät, welches ich täglich mehrfach nutze und zu dem ich einen ausführlichen Test in mehreren Teilen auf meiner Webseite veröffentlicht habe, das iHealth Clear BPM 1.

Das Messgerät in Bild 6.30 – ohne eigene Anzeige – nehme ich aufgrund der geringeren Größe mit auf Reisen und in den Urlaub. Es ist das Withings BPM. Für beide Geräte gibt es Apps und jeweils eine Herstellercloud, in der die Messwerte gespeichert und grafische Auswertungen angeboten werden.

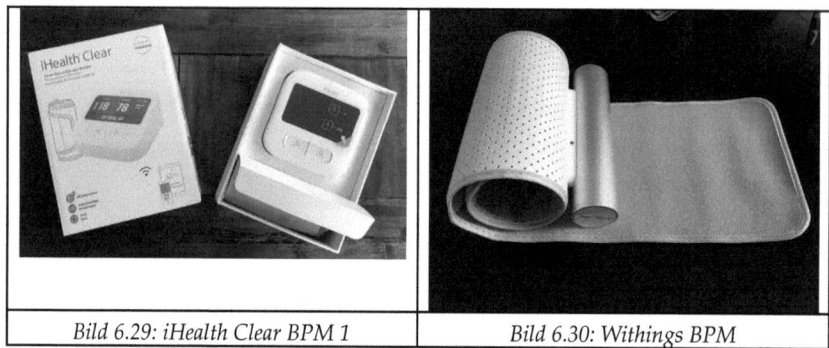

| Bild 6.29: iHealth Clear BPM 1 | Bild 6.30: Withings BPM |

Keiner der Hersteller hat mich direkt oder indirekt beeinflusst, die ausgewählten Geräte zu empfehlen. Auch wenn ich das Gerät von iHealth 2018 zum Test zur Verfügung gestellt bekommen habe, ist meine Empfehlung davon unabhängig und entspricht meiner persönlichen Überzeugung. Wenn Sie Fragen dazu haben, kontaktieren Sie mich auch gerne, zum Beispiel per Mail an schiemann@meine-gesundheitshelfer.online.

6.9 Datenschutz

Withings gibt gleich im ersten Absatz der Datenschutzbestimmungen an, die personenbezogenen Daten in Übereinstimmung mit der EU-Datenschutz-Grundverordnung (DSGVO) zu verarbeiten. Die Server von Withings stehen in Frankreich. Dies stellt aber kein wesentliches Risiko dar, da die DSGVO eine europäische Verordnung ist, die eben auch in Frankreich gilt.

Gut gefällt mir die Struktur der verschiedenen Daten, wie sie in den Datenschutzbestimmungen aufgeführt werden. Hier wird zunächst aufgezählt, was Gesundheitsdaten, was Aktivitätsdaten und insbesondere auch was personenbezogene Daten sind. Als letztere betrachtet Withings Mailadresse, Geburtsdatum, Benutzername, Vor- und Nachname, Telefonnummer, Lieferadresse und IP-Adresse.

Was mit welchen Daten geschieht ist dann aber aus meiner Sicht ein wenig verwirrend beschrieben. Denn hier wird auf das Hilfe-Center verwiesen, in dem in den Benutzerhandbüchern für die einzelnen Geräte steht, welche Daten sie erheben und verarbeiten.

Spannender sind die folgenden Absätze:
- „Wir können Ihre anonymen personenbezogenen Daten verwenden, um unsere Produkte, Dienstleistungen und Kundenbetreuung zu verbessern."
- „Darüber hinaus können Ihre Daten anonymisiert werden, …, und unserem Team des „Withings Health Institute" als Rohdaten für die Durchführung von Studien und Analysen … dienen."

Ganz wesentlich für eine Einschätzung, was mit den Daten geschieht, folgt dann am Ende der Datenschutzbestimmungen der folgende Satz: „Ihre personenbezogenen Daten werden keinesfalls über irgendein Medium an Dritte weitergegeben, übermittelt, ausgetauscht oder übertragen."

Dies ist aus meiner Sicht der wesentliche Passus, der eine Nutzung von Withings Geräten und der Health Mate App erlaubt. Denn dass Daten gesammelt werden, ist ja das Ziel, wenn ich meine Messwerte in eine Cloud synchronisiere und dort für Auswertungen speichere.

Dass diese Daten anonymisiert ausgewertet werden, um Anwendungen zu verbessern, unterstütze ich. Auch wenn, wie Withings dies schreibt, die anonymisierten Daten für Studien und Analysen verwertet werden, habe ich persönlich nichts dagegen. Wer von der Allgemeinheit (der Daten) profitieren will, der sollte meiner Meinung nach auch bereit sein, anonymisierte Daten „zu spenden".

Zur Aktualität, Sicherheit und Vollständigkeit lesen Sie aber bitte die Datenschutzbestimmungen der App „Health Mate" in der jeweils aktuellen Version.

6.10 Fazit und Nutzen

Als Gesundheitshelfer hat für mich das smarte Blutdruckmessgerät ganz klar oberste Priorität. Der Mehrwert durch die Darstellung dieses wichtigen Messwertes über die Zeit und die Genauigkeit der Daten – das sind für mich Gründe genug, es täglich zu nutzen.

Das wird verstärkt, wenn ich zu meinem Arzt komme und sehe, dass die – dann allerdings nur in besonderen Situationen – von mir mitgebrachten Ausdrucke der Blutdruck-Verlaufskurven Eingang in meine Patientenakte gefunden haben und von ihm abgeheftet wurden. Sie sind ein wichtiger Punkt in den Sprechstunden und haben auch schon, wie eingangs erwähnt, eine notwendige Anpassung meiner Blutdruck-Medikamente bewirkt.

Dazu kommt, dass es Studien gibt, die die Wichtigkeit von Blutdruckmessungen zuhause bewiesen haben.

6.11 Ein Blick in die Zukunft

Schauen wir jetzt noch einmal kurz in die Zukunft beziehungsweise auf das, was heute schon möglich ist.

Der Medizingerätehersteller Omron hat eine Armbanduhr herausgebracht, mit der der Blutdruck gemessen werden kann.

Und 2019 war ich auf der Medizintechnik-Messe Medica in Düsseldorf und habe dort eine Art Fitnessarmband aus Süd-Korea (von der Firma H2-BP) gesehen, das die gleiche Funktionalität der Blutdruckmessung am Handgelenk bietet.

In Zukunft wird man also keine zusätzlichen Geräte mehr mit sich herumschleppen müssen, sondern hat bei Bedarf sein Blutdruckmessgerät am Handgelenk.

6.12 Weiterführende Informationen

Eine Übersicht über Neuigkeiten und weitere Artikel zum Thema Gewicht & Fettanteil finden Sie auf meiner Webseite finden Sie unter http://www.meine-gesundheitshelfer.online/produkte/blutdruckmessgeraete/

Weitere Anleitungen und Bücher zu diesem Thema finden Sie auch auf www.meine-gesundheitshelfer.online/meine-produkte/

7. Gewicht im Blick mit smarten Waagen

7.1 Was ist eine smarte Waage?

Um mit dem Handy, Tablet oder Laptop zuhause zu surfen, haben die meisten Menschen bei sich ein WLAN eingerichtet. Dieses stellt einen drahtlosen Zugang zum eigenen Internet-Anschluss (dem Router) dar. Sind Körperwaagen mit einer WLAN-Kopplung (auch Wifi-Kopplung) versehen, so sprechen wir von **WLAN-Waagen** oder **smarten Waagen**.

Alternativ und parallel gibt es auch noch sogenannte **Bluetooth-Waagen**. Sie sind über Bluetooth-Technologie nicht direkt mit dem Internet verbunden, sondern benötigen ein zweites Bluetooth-fähiges Gerät, meist das Handy oder ein Tablet, mit dem sie sich verbinden. Eine Verbindung ins Internet ermöglicht den Bluetooth-Waagen dann das verbundene Gerät.

In beiden Fällen sind die smarten Waagen äußerlich von handelsüblichen Körperwaagen kaum zu unterscheiden. Lediglich die Typenbezeichnung gibt an, ob eine Waage smart ist und über welche Technologie (also WLAN und/oder Bluetooth) die ermittelten Daten der Waage an weitere Geräte und Datenbanken übertragen werden (können), damit sie dort gespeichert werden.

Als Daten werden mindestens das Gewicht, bei umfangreicherer Funktionalität der Waage oft auch der Körperfettanteil, die Herzfrequenz und gegebenenfalls weitere Daten ermittelt. Das hängt vom spezifischen Gerät ab und kann nicht allgemein gesagt werden.

Hersteller von smarten Waagen sind typischerweise Firmen, die auch andere eHealth- oder Fitness-Produkte herstellen. So nutze ich eine Waage der französischen Firma Withings, die zwischenzeitlich zu Nokia gehörte, aber jetzt wieder unabhängig ist. Withings ist auf eHealth-Geräte spezialisiert und bietet unter anderem auch Blutdruck-Messgeräte, Fieberthermometer oder smarte Uhren an.

Ich benutze eine einfache Waage von Withings, die WS-50, siehe Bild 7.1. Sie ist über WLAN mit dem Internet verbunden.

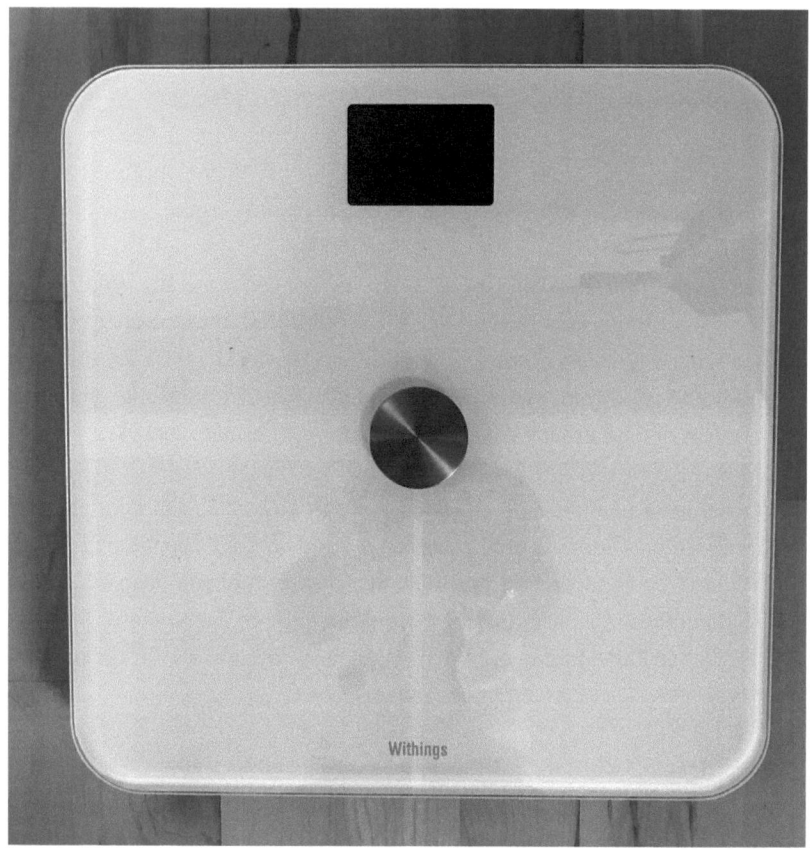

Bild 7.1: So sieht (m)eine WLAN-Waage aus.

Bluetooth-Waagen müssen meist vor jedem Wiegevorgang explizit mit einem Handy oder Tablet verbunden werden, damit die gemessenen Daten auf der Cloudplattform des Herstellers gespeichert werden können. Dies empfinde ich zumindest beim täglichen Wiegen als zu umständlich und so habe ich mich beim Kauf bewusst für eine WLAN-Waage entschieden.

Die hier beschriebenen Funktionalitäten gelten ganz ähnlich auch für andere Waagen von Withings und überhaupt für andere WLAN-Waagen. Insofern stehen meine Ausführungen hier exemplarisch für WLAN-Waagen allgemein.

Dieses Kapitel (Stand Februar 2020) basiert auf der Android-Version 4.6.1 der App „Withings Health Mate".

7.2 Die Einrichtung

Die Withings Waage WS-50 hat den Vorteil, dass sie sowohl über WLAN als auch über Bluetooth mit dem Internet verbunden werden kann. Wie eine Bluetooth-Einrichtung und Nutzung grundsätzlich funktioniert ist ja bereits in Kapitel 6.3 bei der Einrichtung des Withings BPM Blutdruck-Messgerätes beschrieben. Deshalb schauen wir in diesem Kapitel auf die Einrichtung der Waage mit einer WLAN-Verbindung zur Speicherung der Daten in der Cloud des Anbieters Withings.

Um die WLAN-Anbindung eines smarten Gesundheitshelfers einzurichten, wird vereinfachenderweise oft auch die Bluetooth-Technologie verwendet. Mittels Bluetooth wird in diesem Fall das smarte Gerät, also die Withings WS-50, mit einem Smartphone verbunden und kann dann die Daten (zumindest die WLAN-Kennung und oft auch das Passwort) vom Handy übernehmen, das in der Regel ja schon mit dem häuslichen WLAN verbunden ist. So spart man sich die Eingabe der WLAN-Daten in das smarte Gerät.

In den allermeisten Fällen muss die App des Anbieters, in diesem Fall die Withings Health Mate App, heruntergeladen und – mit der eingerichteten oder bereits verwendeten Benutzerkennung – geöffnet werden.

In der Withings-App wählt man den Menüpunkt Geräte, darin die Waagen und dann die (in meinem Fall) smarte Waage WS-50 (oder Smart Body Analyzer, wie sie in der App bezeichnet wird) aus. Auf der Unterseite der Waage befindet sich ein Knopf zum Aufbau einer kurzzeitigen Bluetooth-Verbindung, den man nun zwei Sekunden lang drückt. In der Health Mate App wird dann die gefundene Waage angezeigt.

Ist man ein neuer Nutzer, dann kann man jetzt in der App verschiedene Daten (Name, Geburtsdatum, Mailadresse, etc.) für seine Benutzerkennung eingeben.

Anschließend wird man gefragt, ob man die Waage über die vom Handy verwendete WLAN-Verbindung oder mit Bluetooth nutzen will. Akzeptiert man die WLAN-Verbindung, so gibt man das WLAN-Passwort ein und hat die Einrichtung damit im Wesentlichen erledigt.

7.3 Der Wiege-Vorgang

Der eigentliche Wiegevorgang erfolgt nach der im letzten Kapitel beschriebenen einmaligen Einrichtung der WLAN-Verbindung wie jedes Wiegen mit einer handelsüblichen Waage. Einfach regelmäßig – nach dem Aufstehen oder wann Sie es gewohnt sind – auf die Waage stellen. Mehr ist nicht zu tun.

Die Withings WS-50 misst übrigens auch die Herzfrequenz und den Körperfettanteil. Für letzteres ist die Waage kaum sichtbar in vier Quadranten aufgeteilt. Das kann man auf dem Bild 7.1 zumindest erahnen. Wenn man genau hinschaut, dann sieht man einen dünnen senkrechten weißen Strich und einen breiteren waagerechten weißen Strich, die die Quadranten begrenzen und sich in der Mitte schneiden. Die Quadranten sind notwendig, da der Körperfettanteil durch einen – nicht spürbaren – Stromstoß, der durch den Körper fließt, gemessen wird.

Damit man für die Messung richtig auf der Waage steht, zeigt sie gegebenenfalls mit zwei Dreiecken an, in welche Richtung man sich bewegen oder beugen muss, siehe Bild 7.2.

Die beiden dunklen Dreiecke in den Ecken links und rechts unten (auf der Waage besser zu erkennen als auf Bild 7.2) bedeuten, dass man zu weit hinten auf der Waage steht und sich in die Richtung, in die die Dreiecke zeigen, bewegen oder beugen soll. Hat man so eine korrekte Haltung für die Messung eingenommen, dann verschwinden die Dreiecke und man sieht nur noch das Gewicht.

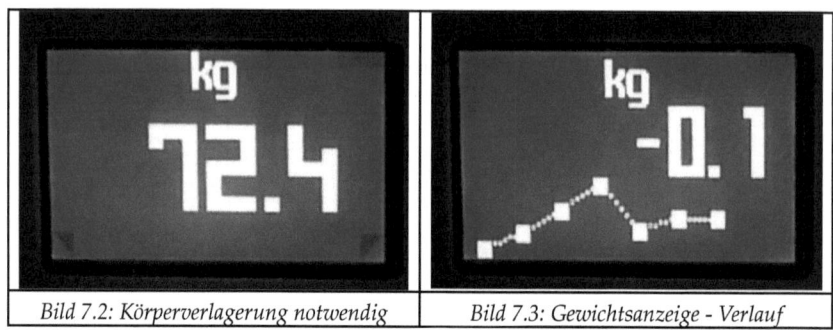

Bild 7.2: Körperverlagerung notwendig	*Bild 7.3: Gewichtsanzeige - Verlauf*

Die Waage ist nach der Einrichtung automatisch mit Ihrem WLAN verbunden und Sie brauchen also nichts weiter beachten oder machen und steigen zur Messung einfach auf die Waage. Als erstes wird dann das gemessene Gewicht wie bei jeder handelsüblichen Waage angezeigt.

Der große Vorteil einer smarten Waage ist, dass die Waage das aktuell gemessene Gewicht mit vergangenen Messwerten vergleichen und das Ergebnis dann direkt auf dem Display anzeigen kann. So wird mir auf meiner smarten Waage zum einen die Differenz des aktuellen Gewichts zum letzten gemessenen Gewicht angezeigt, siehe Bild 7.3, also beispielsweise „-0,1" zum letzten Wiegevorgang.

Die Withings WS-50 hat aber sogar meine letzten sechs Messwerte gespeichert und kann den so ermittelten Verlauf meines Gewichts direkt auf dem Display der Waage als einfache Grafik anzeigen, siehe Bild 7.3. So ist eine erste Verlaufskontrolle schon direkt auf der Waage möglich.

Viele Menschen wollen oder müssen ihr Gewicht und seine Veränderungen intensiv verfolgen. Dabei ist die Entwicklung, oft auch über einen längeren Zeitraum, wichtig. Aber wie gut kann man das wirklich erkennen, wenn man handschriftlich jedes morgendliche Gewicht in ein Heft schreibt, wie ich das auch beim Blutdruck in Kapitel 6.1 ausführte?

Ein erstes Indiz sind die sieben auf dem Display der Waage dargestellten Werte. Wenn man sich täglich wiegt, so ist hiermit zumindest die Entwicklung der letzten Woche sichtbar.

Im Hintergrund wird das ermittelte Gewicht jedoch von der smarten Waage über WLAN auch auf eine Cloudplattform des Herstellers gesendet. Hier sind dann alle Messwerte aus der Vergangenheit hinterlegt und können für verschiedene Darstellungen und Auswertungen herangezogen werden (mehr dazu im nächsten Kapitel).

Smarte Waagen sind übrigens typischerweise auch von mehreren Personen nutzbar. Dafür muss von jedem Nutzer eine Kennung – auf seinem Handy in der zu der Waage gehörigen App – angelegt werden.

Wenn die Gewichte der Nutzer unterschiedlich sind, so kann die Waage in der Regel erkennen, welcher Nutzer sich gerade wiegt, indem der Messwert mit den typischen Messwerten aller Nutzer verglichen wird.

Liegen die Messwerte zweier Nutzer einmal so nah beieinander, dass die Waage nicht erkennen kann, wem das gemessene Gewicht zuzuordnen ist, so zeigt sie die verschiedenen in Frage kommenden Kennungen (im Fall der Waage von Withings durch die ersten drei Buchstaben des Namens) an und durch Verlagerung des Körperschwerpunktes auf der Waage, kann der Benutzer seine Kennung auswählen, in der das Gewicht dann gespeichert wird, siehe Bild 7.4.

Hier muss man den Körper nach links lehnen und das Gewicht wird für Joe gespeichert. Lehnt man sich nach rechts, wird das Gewicht in der Kennung von Cin gespeichert.

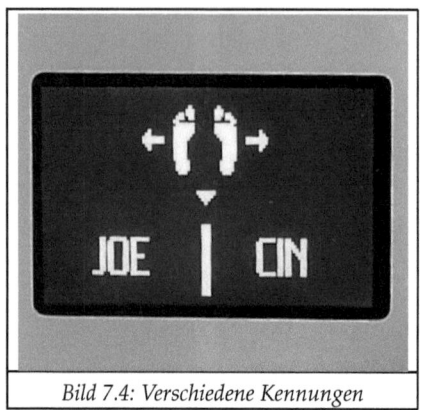

Bild 7.4: Verschiedene Kennungen

Auch wenn beim Stehen auf der Waage die Anzeige nicht so gut erkannt oder gelesen werden kann (da hatte ich persönlich früher Probleme, wenn ich meine Kontaktlinsen noch nicht eingesetzt hatte), so sind die genauen Werte jederzeit später von der Cloudplattform des Herstellers auf der Handy-App oder der entsprechenden Webseite einfach nachzulesen. Ein weiterer Vorteil, zumindest für kurzsichtige Personen.

7.4 Weitere Funktionalitäten

Je nach Hersteller und Typ der Waage können verschiedene weitere Daten mit einer smarten Waage ermittelt und angezeigt werden. Die Withings WS-50, die ich verwende, hat zwar einige weitere Funktionen, aber das ist noch wenig im Vergleich zu Multifunktionswaagen wie beispielsweise vom Hersteller Tanita.

Mit dem Körperfettanteil bestimmt die WS-50 einen weiteren wichtigen Wert. Die Waage verwendet zu seiner Messung die bioelektrische Impedanzanalyse (BIA), bei der ein nicht spürbarer Strom von der Waage durch die Füße geschickt wird. Er fließt quasi in einem Fuß in den Körper und dann auf dem kürzesten Weg wieder heraus, also das erste Bein hoch, dann direkt in das andere Bein und wieder herunter in die Waage.

Durch manche Gewebearten wie Fett fließt der Strom dabei schlechter als durch andere wie Muskeln. So können auf diesem Weg dann Fett-, Muskel- und Wasseranteile berechnet werden. Das Ergebnis wird wie in Bild 7.5 als Körperfettanteil in Prozent angezeigt.

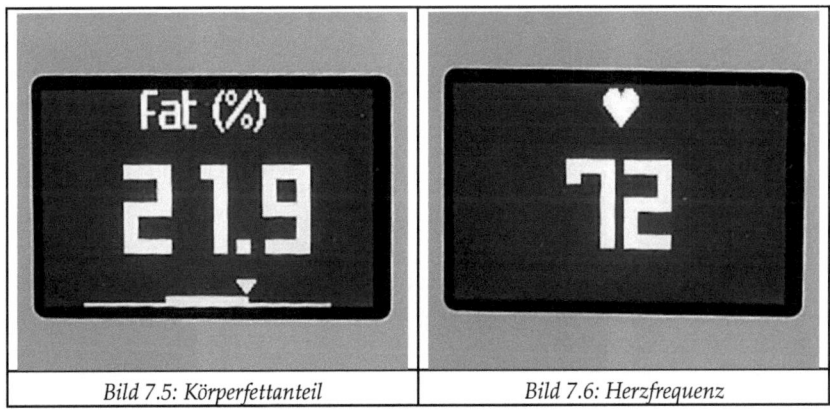

| Bild 7.5: Körperfettanteil | Bild 7.6: Herzfrequenz |

Ebenfalls gemessen wird die Herzfrequenz (in Schlägen pro Minute), während man auf der Waage steht, siehe Bild 7.6. Dabei ist es wichtig zu wissen, dass die Herzfrequenz sich im Stehen von der im Sitzen unterscheidet, im Stehen kann sie höher sein. Man sollte also nicht erwarten, dass man auf der Waage stehend den gleichen Wert wie beispielsweise bei der Ermittlung mit einem Blutdruck-Messgerät angezeigt bekommt.

Weitere, hier nur kurz der Vollständigkeit halber erwähnte Daten, die auf dem Display der Waage angezeigt werden (können), sind die Entwicklung des CO_2-Gehaltes in dem Raum, in dem die Waage steht, siehe Bild 7.7, und eine grobe Darstellung, wie das Wetter am aktuellen Tag sein wird, siehe Bild 7.8.

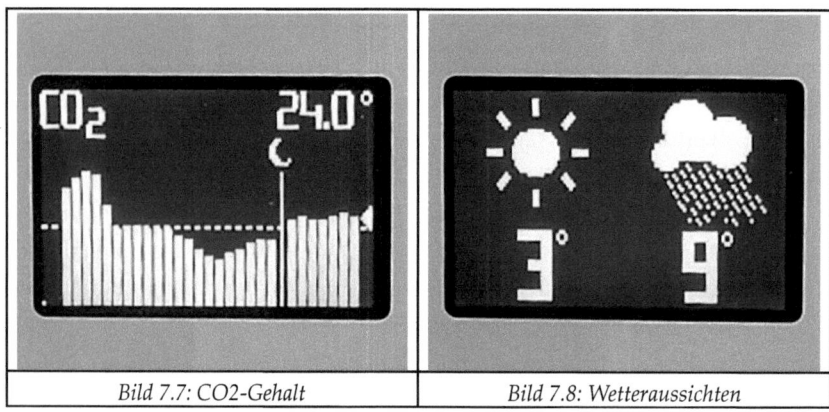

Bild 7.7: CO2-Gehalt	Bild 7.8: Wetteraussichten

Je nach Nutzung anderer Geräte und eingestellter Synchronisation kann auch die am vorherigen Tag gelaufene Schrittanzahl angezeigt werden, siehe Bild 7.9. Das funktioniert einfach und gut, wenn zum Beispiel eine smarte Uhr von Withings, also dem gleichen Hersteller wie der smarten Waage, verwendet wird.

Nutzt man aber eine andere App oder eine andere Uhr beziehungsweise ein Fitnessband für die Schrittzählung, so muss am jeweiligen Tag bereits vor dem Wiegen die Withings Health Mate App auf dem Handy geöffnet werden. Erst dadurch werden die Daten aus anderen Quellen in die Withings App synchronisiert und erst danach ist eine korrekte Anzeige auf dem Display der Waage möglich.

Auch wenn dies sicherlich einen Mehrwert hätte, wenn ich morgens neben meinem Gewicht einen Indikator für die Bewegung am letzten Tag angezeigt bekommen würde, so ist mir dieser Weg der Synchronisation (da ich keine smarte Uhr von Withings habe) zu umständlich und ich nutze die Anzeige der Schritte auf der Waage nicht beziehungsweise habe sie ausgestellt.

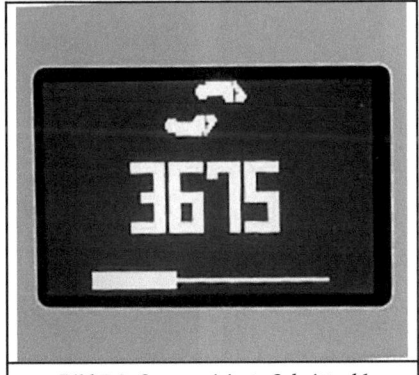

Bild 7.9: Syncronisierte Schrittzahl

7.5 Auswertungen – die App

Sämtliche Daten, die von der Waage ermittelt werden, werden auf der Cloudplattform des Herstellers Withings in der entsprechenden Benutzerkennung gespeichert. Dort sind sie dann sowohl über einen Internet-Browser als auch über die dazugehörige App, im Fall von Withings die Health Mate App, abrufbar.

In der Health Mate App gibt es zwei Übersichtsdarstellungen. Dabei ist zu beachten, dass Withings ja nicht nur smarte Waagen herstellt, sondern auch einige andere Geräte, deren Daten man ebenfalls in der App angezeigt bekommt.

In der sogenannten Timeline-Darstellung sind vom heutigen Tag an rückwärts alle mit Withings-Geräten ermittelten Daten angezeigt. Da ich zwar drei verschiedene Geräte von Withings besitze, aber momentan nur die Waage benutze, sieht man in dieser Darstellung auch nur die Werte der Waage: Mein Gewicht und die von der Waage ermittelte Herzfrequenz, siehe Bild 7.10.

Diese Anzeige wird bei jeder neuen Messung aktualisiert. So sieht man unter „Montag, Februar 3" nicht nur mein an diesem Tag gemessenes Gewicht (73,3 kg), sondern auch eine ansteigende Gewichtskurve für die letzten sieben Werte.

Am „Dienstag, Februar 4" habe ich 1,7 Kilo weniger gewogen (nämlich 71,6 kg), weshalb die neuere Grafik von diesem Tag einen Knick nach unten aufweist.

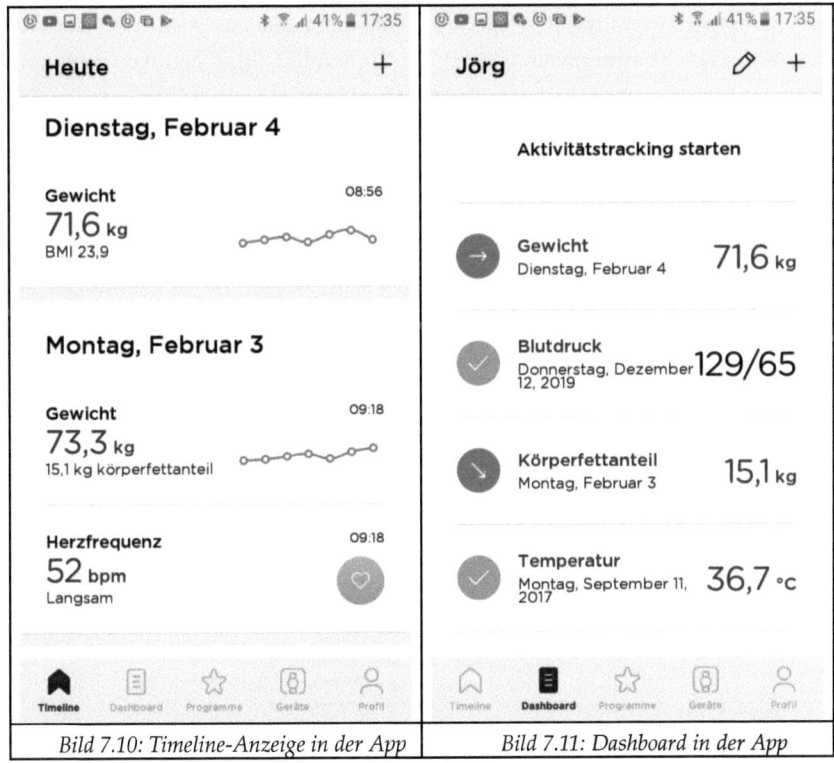

Bild 7.10: Timeline-Anzeige in der App | Bild 7.11: Dashboard in der App

In der zweiten Anzeige der Health Mate App, dem Dashboard in Bild 7.11, sieht man dagegen den jeweils zuletzt gemessenen Wert von jedem Withings-Gerät untereinander aufgeführt. Da ich neben der Waage auch ein Blutdruck-Messgerät und ein Fieberthermometer von Withings habe, deren Daten ebenfalls über WLAN an die Cloudplattform mit meiner Withings-Kennung überragen werden, sieht man von oben nach unten: Gewicht, Blutdruck, Körperfettanteil und Temperatur.

Nicht in dieser Abbildung sichtbar, aber wenn man in der App weiter hinunterblättern würde, bekäme man noch die Werte Herzfrequenz (vom Blutdruck-Messgerät und der Körperwaage), Raumtemperatur und CO_2 / Luftqualität (beides von der Körperwaage) angezeigt.

In dieser Darstellung ist der jeweils zuletzt gemessene Wert mit dem dazugehörigen Messdatum aufgeführt. Man sieht also beispielsweise, dass ich das Withings Thermometer zuletzt im September 2017 benutzt habe und damals eine Körpertemperatur von 36,7 Grad gemessen hatte. *Anmerkung: Das Thermometer von Withings finde ich zum Fiebermessen zwar äußerst bequem, aber da mich die Messgenauigkeit nicht überzeugt, habe ich es nicht mehr benutzt.*

Für jeden der Messwerte können dann noch Detailauswertungen angezeigt werden. Wir schauen uns im Folgenden exemplarisch die Darstellungen für das Gewicht an.

Tippt man in einer der Übersichtsdarstellungen (Bild 7.10 und 7.11) auf das Gewicht, so öffnet sich die Detailanzeige für die Gewichtsentwicklung. Diese stellt das Gewicht wahlweise für einen der folgenden drei Zeiträume dar: eine Woche, ein Monat oder ein Jahr.

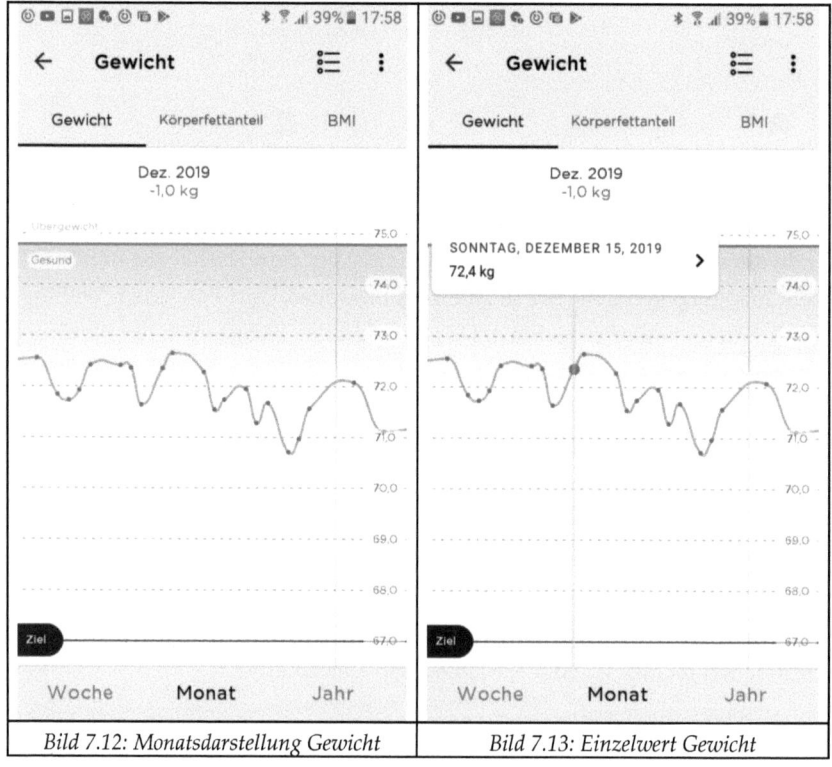

| Bild 7.12: Monatsdarstellung Gewicht | Bild 7.13: Einzelwert Gewicht |

Der bei der letzten Benutzung der App gewählte Zeitraum wird beim Aufruf angezeigt und kann jederzeit durch Tippen auf einen anderen Zeitraum geändert werden, siehe Bild 7.12 mit der Monatsdarstellung.

In der Grafik sieht man neben der Kurve (in hellblau) auch die jeweils zugrundeliegenden Einzelmesswerte (dunkelblaue Punkte). Tippt man nun auf einen Messwert, dann wird dieser auch textuell angezeigt, siehe Bild 7.13 (Sonntag, Dezember 15, 2019, 72,4 kg). Wenn man nun auf den nach rechts angedeuteten Pfeil tippt, so kann man diesen Messwert mit einer Bemerkung ergänzen oder die Daten auch ändern.

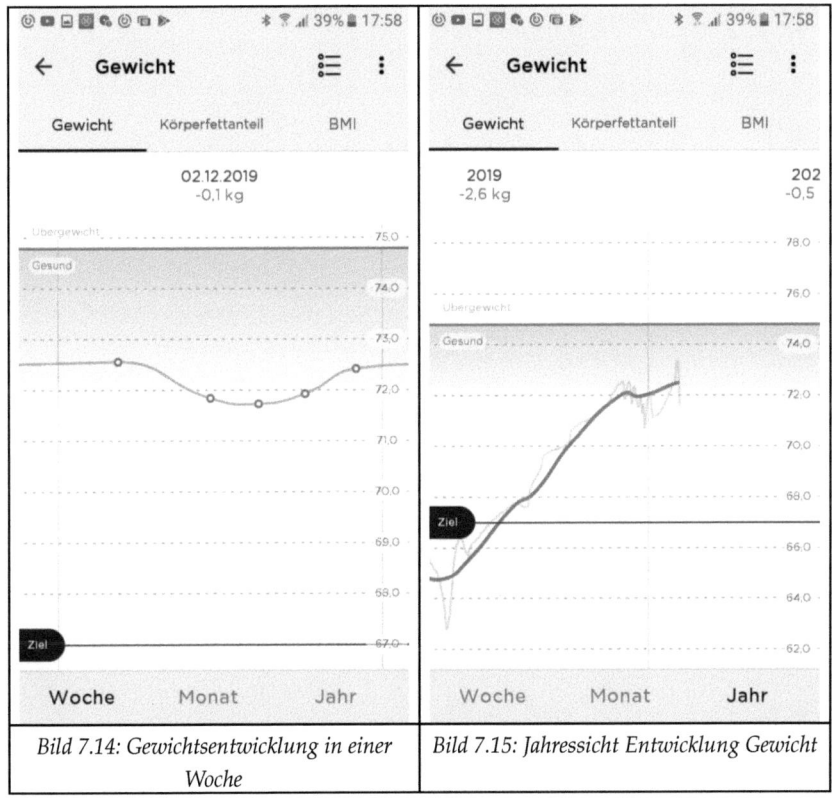

Bild 7.14: Gewichtsentwicklung in einer Woche	Bild 7.15: Jahressicht Entwicklung Gewicht

In die App kann man auch einen Zielwert für das Gewicht eingeben.

Dieser wird dann in den Grafiken als waagerechte Linie ausgegeben, siehe die Linie „Ziel" bei 67,0 kg in den Abbildungen.

In den beiden letzten Bildern ist die Auswertung nach den beiden anderen Zeiträumen abgebildet. Bild 7.14 zeigt die Übersicht über eine Woche. Bild 7.15 zeigt die Gewichtsentwicklung über den Zeitraum eines Jahres.

7.6 Datenschutz

Für Withings Geräte und die Health Mate App gibt es umfangreiche Datenschutzbestimmungen, die in der App unter Einstellungen aufzurufen sind. Meinen Eindruck habe ich in Kapitel 6.9 dazu zusammengefasst.

Zur Aktualität, Sicherheit und Vollständigkeit lesen Sie aber bitte die Datenschutzbestimmungen der App „Health Mate" in der jeweils aktuellen Version der App.

7.7 Fazit und Nutzen

Meine smarte Waage möchte ich nicht mehr missen. Mit den Grafiken und Auswertungen kann ich die Entwicklung meines Gewichts nachverfolgen und, wenn ich die entsprechenden Zeiträume in Gedanken Revue passieren lasse, auch einordnen, warum sich mein Gewicht wie entwickelt hat.

Die Darstellungen in der App, aber insbesondere auch schon die einfache Grafik der letzten sieben Messwerte auf dem Display der Waage, motivieren, sich intensiver mit dem eigenen Körpergewicht auseinanderzusetzen und Maßnahmen zur Erreichung des selbst gesetzten Zielgewichts umzusetzen (und dann das Ergebnis auf der Waage zu sehen).

7.8 Ein Blick in die Zukunft

Beim Blick in die Zukunft für Messungen des Körpergewichts sehe ich aktuell keine großen Veränderungen oder Innovationen. Bei den Auswertungen und insbesondere damit verbundenen weiteren Messwerten kann ich mir allerdings schon verschiedene Weiterentwicklungen vorstellen.

Da sind zuallererst einmal die weiterführenden Auswertungen der bereits heute existierenden Werte. Verbindet man die – heute ja schon von der Withings Waage angezeigten Werte Gewicht und Schrittzahl –, so liegt es nahe, dass daraus in der Zukunft die heute fixe Zielzahl für Schritte pro Tag von 10.000 individuell angepasst werden kann: „Gestern Abend viel gegessen – gehen Sie heute 15.000 Schritte, um die aufgenommenen Kalorien wieder abzubauen".

Das bekommt noch mehr Sinn und es entstehen viel mehr Möglichkeiten, wenn weitere Werte wie Körperfettanteil oder Muskelmasse in diese Auswertungen auch noch mit einbezogen werden würden.

Als Dialysepatient liegt es ferner nahe, sich zu wünschen, dass die Waage bei Gewichtszunahmen – zum Beispiel zwischen zwei Dialysebehandlungen – sogar ermittelt, wie viel Liter Wasser, das die Nieren nicht ausscheiden können, einen Anteil daran haben und Dialysepatienten so laufend auf dem aktuellen Stand für den notwendigen Wasserentzug sind.

7.9 Weiterführende Informationen

Eine Übersicht über Neuigkeiten und weitere Artikel zum Thema Gewicht & Fettanteil finden Sie auf meiner Webseite finden Sie unter http://www.meine-gesundheitshelfer.online/artikel/elektronische-waagen/

Weitere Anleitungen und Bücher zu diesem Thema finden Sie auch auf www.meine-gesundheitshelfer.online/meine-produkte/

8. Zusammenfassung

Dies ist der aktuelle Stand meiner Empfehlungen zu Apps und smarten Geräten für Nierenkranke. Die meisten erwähnten Apps und Geräte sind, unabhängig vom Stadium der Erkrankung, sehr hilfreich.

Lediglich die App für die Ernährung ist für transplantierte Patienten weniger wichtig, da diese außer einem Verzicht auf Grapefruit oder Johanniskraut keine Einschränkungen haben.

Aber es ändert sich viel und das schnell. Mit dem im Dezember 2019 im Bundestag beschlossenen Digitale-Versorgung-Gesetz (DVG) können Apps auf Rezept verschrieben werden. Zum Zeitpunkt des Erscheinen dieses Buches gibt es noch keine Apps, die den Prozess dafür durchlaufen haben. Aber im Lauf des Jahres 2020 werden sicher die ersten Apps vom Bundesinstitut für Arzneimittel und Medizinprodukte (BfArM) die Zulassung bekommen.

Startups treiben die Innovationen und die Entwicklung weiter voran. Es ist aus meiner Sicht zum Beispiel nur eine Frage der Zeit, wann Blutdruck-Messgeräte in Form einer smarten Armbanduhr oder eines (Fitness-) Armbandes mit erschwinglichem Preis auf dem deutschen Markt erhältlich sein werden.

Mit diesen erwartbaren Fortschritten und Entwicklungen, die wir heute noch gar nicht absehen oder ahnen können, werde ich mich auch in der Zukunft beschäftigen. Das Thema Digital Health wird wichtiger werden, sich weiterhin schnell entwickeln und auch zukünftig viele, neue Möglichkeiten für die eigene Gesundheit bieten.

Nutzen Sie die Impulse dieses Buchs: Fangen Sie an, den Mehrwert für sich zu prüfen und die Möglichkeiten der Apps und smarten Geräte für Ihre Gesundheit umzusetzen.

Ich wünsche Ihnen viel Erfolg dabei und dass Sie sich immer bester Gesundheit erfreuen!

Über den Autor

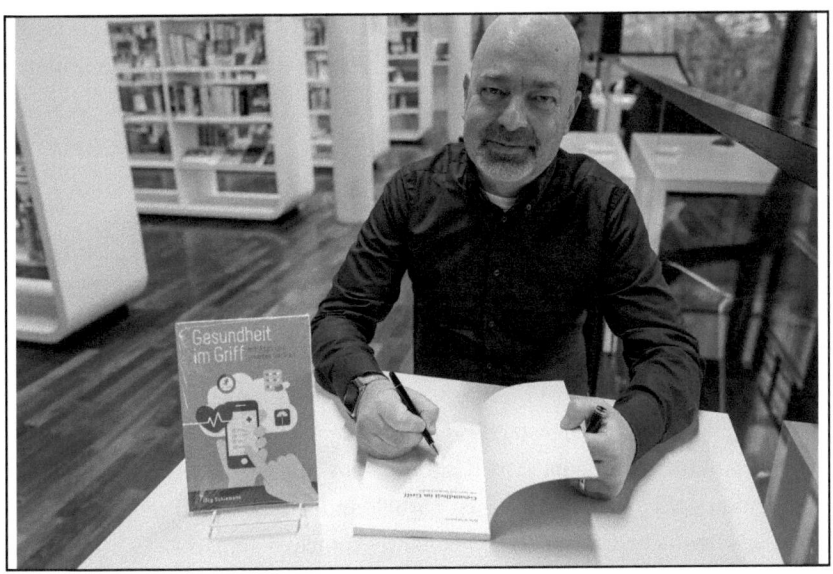

1967 in Hannover geboren, lebe ich seit 1994 in München – mit Ausnahme einer kurzen Unterbrechung in Frankfurt – und habe 25 Jahre in der deutschen Software-Industrie gearbeitet. Für eine Handvoll großer Unternehmen war ich bislang tätig und bin im Projektgeschäft beruflich viel unterwegs gewesen. Das waren in der Regel Reisen über mehrere Tage an einen anderen Ort in Deutschland, in den letzten Jahren aber auch viele internationale Reisen, zum Beispiel nach China, in die Vereinigten Arabischen Emirate oder die USA.

1997 wurde bei mir eine beginnende Niereninsuffizienz diagnostiziert. Die Perspektive war schnell klar. Es waren für eine Genesung oder Rückbildung bereits so viele Nierenzellen abgestorben, dass ich zu einem nicht bekannten Zeitpunkt in der Zukunft würde Dialyse machen müssen. Ich konnte diesen Zeitpunkt durch strenge Diät, zum Beispiel eine Reduktion der Kalium-Aufnahme mit dem Essen, lediglich hinauszögern.

Schon damals wäre eine genaue Buchführung von dem im zu mir genommenen Essen enthaltenen Kalium sinnvoll gewesen. Aber ich war beruflich viel unterwegs und nahm Mahlzeiten in Kantinen und Restaurants zu mir. Alles Sachen, die eine konsequente Diät, bei der ich – wie es als ideale Lösung empfohlen wird – meine Mahlzeiten selber kochen, die Zutaten abwiegen und entsprechend den zur Verfügung stehenden Listen dann die konkrete Kaliummenge errechnen sollte, erschwerten beziehungsweise unmöglich machten.

Im Sommer 2000 war dann der befürchtete Moment gekommen, ich wurde dialysepflichtig. Zum damaligen Zeitpunkt wohnte ich in München und arbeitete in einem Projekt in Frankfurt. Trotzdem habe ich gelebt und gearbeitet, als ob ich nicht gehandicapt wäre. Die Dialyse wurde an meinen Arbeitsalltag angepasst – Montags habe ich in München gearbeitet und abends dialysiert, von Dienstag bis Donnerstagabend oder Freitagmittag habe ich in Frankfurt gearbeitet und hatte dort am Mittwochabend Dialyse. Und dann ging es wieder nach München zurück und ich habe am Freitagabend die dritte wöchentliche Dialyse dann wieder in München gemacht.

Auch in dieser Zeit waren regelmäßige Einschränkungen und damit Aufzeichnungen und Buchführungen notwendig. So musste ich als dialysepflichtiger Patient zum Beispiel stark bei der Flüssigkeitsaufnahme aufpassen, damit die einzelnen Behandlungen mit dem Wasserentzug nicht zu anstrengend für den Körper waren. Daraus folgt eine Einschränkung auf idealerweise zwei bis drei Liter Flüssigkeitsaufnahme zwischen zwei Dialysebehandlungen, die durch die stetig notwendige Beobachtung des Gewichtes – die Gewichtszunahme in Kilogramm entspricht vereinfacht der Einlagerung des Wassers in Litern, das durch die Dialyse dem Körper wieder entzogen werden muss – eingehalten werden musste.

Nach knapp viereinhalb Jahren wurde ich dann im Oktober 2004 transplantiert und konnte so wieder ungeplanter und spontaner leben. Nicht nur waren wieder problemlos (vor allem Urlaubs-) Reisen möglich, sondern auch spontane Änderungen, wann ich wo den Tag oder Abend verbrachte, oder kurzfristige Wochenend-Trips.

Dafür brachte die Transplantation andere Rahmenbedingungen mit sich, zum Beispiel regelmäßige Tabletteneinnahmen. So musste ich zwingend alle 12 Stunden Immunsuppressiva, die die Abstoßung der transplantierten Niere durch den eigenen Körper verhindern, und zahlreiche andere Medikamente einnehmen. Über den Tag verteilt nahm ich oft bis zu 25 Tabletten – manche morgens und abends in unterschiedlicher Dosierung, manche nur abends, einige nur einmal die Woche (immer an demselben Wochentag), andere zweimal die Woche an verschiedenen Tagen – ein. Das kann ganz schön komplex sein und Konzentration erfordern.

Aber es war natürlich nichts gegen eine Dialysebehandlung und so war seit der Transplantation die Angst, „Habe ich alle Tabletten zum richtigen Zeitpunkt und in der richtigen Dosierung genommen?", immer im Hinterkopf.

Schwierig wird es, wenn die Medikamentenmischung geändert wird und dann – bis alle Medikamente aufeinander abgestimmt und die Auswirkungen auf den Körper wieder richtig stabilisiert sind – jede Woche kleine Anpassungen erfolgen, „Diese Woche 10 mg von Medikament A und 100 mg von Medikament B", nach drei Tagen dann „Der Wirkstoffspiegel im Blut ist zu hoch, also ab jetzt 7,5 mg von Medikament A, aber dafür 125 mg von Medikament B und zusätzlich noch 5 mg von Medikament C."

Wenn man dann beruflich viel unterwegs ist, kommen noch andere erschwerende Faktoren dazu. Zunächst einmal muss man mindestens die richtige Menge an Tabletten für die Abwesenheit einpacken. Da gilt es dann bei nur ein paarmal wöchentlich zu nehmenden Medikamenten zu überlegen, ob und wie oft die Einnahmezeitpunkte in den Reisezeitraum fallen.

Oft müssen die Medikamente bis zur Einnahme luftdicht im Blister verpackt sein. Aber bei zu vielen Verpackungen auf zu engem Raum kommt schon mal ein Riss in die eine oder andere Verpackung und die Tablette kann nicht mehr ohne Risiko eingenommen werden. Sind also auch genügend

Ersatztabletten für diese Fälle eingepackt?

Regelmäßig war ich mit dem Auto für ein paar Tage in Deutschland unterwegs. Dann musste ich im Sommer gerade bei Hitzewellen aufpassen, wenn ich meinen Wagen mangels Schatten in der Sonne parkte, denn dann durften die Medikamente nicht im Auto vergessen werden. Ich habe es auch schon erlebt, dass ich abends spät aus dem Büro kam und erschreckt feststelle, dass ich die Tabletten im Auto in der Sonne vergessen hatte oder der Wagen im Tagesverlauf durch den Lauf der Sonne aus dem Schatten in die Hitze kam.

So waren das eine oder andere Mal Tabletten abends durch die hohe Temperatur so weich geworden, dass mir klar war, dass eine Einnahme ohne Wirkung wäre. In solchen Fällen musste ich mich ins Auto setzen, ins nächstgelegene – passend ausgerüstete – Krankenhaus fahren und Ersatztabletten besorgen. Dazu gehörte natürlich auch ein bestmöglicher Nachweis, wer ich bin, warum ich welche Medikamente brauche und idealerweise welcher Arzt sie mir verschrieben hat.

Oder wenn ich international unterwegs war. Als erstes einmal musste ich die Tabletten ins Handgepäck nehmen, damit ich bei einem Kofferverlust oder auch nur einer Verspätung des Gepäcks nicht auf sie verzichten musste. Verschiedene Zeitzonen erhöhen die Komplexität weiter – wie oft habe ich in China oder den USA den Wecker mitten in der Nacht gestellt, kurz meine Tabletten genommen und versucht, dann schnellstmöglich wieder einzuschlafen.

Mittlerweile bin ich seit Anfang 2019 wieder dialysepflichtig. Die Niere hat im Großen und Ganzen über 14 Jahre gehalten und arbeitet zumindest in Teilen immer noch. Die vielen Medikamente inklusive der Immunsuppressiva muss ich weiterhin einnehmen.

Ansonsten geht der Prozess wieder von vorne los: Zunächst einmal warte ich auf den Anruf zu meiner zweiten Transplantation, dieses Mal wohl eher acht bis zehn Jahren. Und in dieser langen Zeit der Dialysebehandlungen muss ich wieder auf mein Gewicht, meine Wasserzufuhr und die Ernährung, wie beispielsweise die Kalium-Aufnahme, achten.

Für alle diese kleinen Herausforderungen und Probleme, für alle relevanten Informationen wie meinen Blutdruck, meinen Puls und mein Gewicht, suche ich ständig nach neuen Hilfsmitteln, den smarten Gesundheitshelfern. Ich probiere aus, was am Markt erhältlich ist, ich prüfe auf Verlässlichkeit und einfache Benutzbarkeit.

Nur dass ich mittlerweile aus dieser Berufung auch meinen Beruf gemacht habe. Ich halte Vorträge, schreibe Bücher und berate Patienten ebenso wie Unternehmen zu „Digital Health aus Patientensicht".

Smarte Gesundheitshelfer - Meine Motivation

Als Technik-interessierter Mensch mit einer chronischen Krankheit ist es nur natürlich, dass ich nach technischen Hilfsmitteln und Unterstützung für meine Gesundheit suche und diese regelmäßig ausprobiere und teste.

Ein weiterer Aspekt hat meine Motivation zur Auseinandersetzung mit smarten Gesundheitshelfern, den Aufbau der Webseite www.meine-gesundheitshelfer.online und die Veröffentlichung von Büchern und Anleitungen verstärkt. Sollten Sie im Internet einmal nach neuen Lösungen und Startups im medizinischen Bereich gesucht haben, dann haben Sie es sicher auch bemerkt: In diesem Feld tummeln sich seit einiger Zeit unzählige Startups und es werden Unternehmen in allen Ecken der Bundesrepublik zum Thema Gesundheit gegründet. Es herrscht eine wahre Goldgräber-Stimmung und es scheint kein Thema zu geben, an dem nicht mindestens fünf Startups gleichzeitig arbeiten.

Das führt aus meiner Sicht zu einem Paradoxon und Problem. Denn die Devise scheint auch in diesem, wie in nahezu jedem anderen Startup-Bereich, zu sein, dass Schnelligkeit und Neuentdeckung wichtiger sind als viele andere Faktoren. So scheint es für viele Beteiligte am Wichtigsten zu sein, als erster im Wettbewerb die neueste Funktionalität, das nächste Killerfeature zu entwickeln und anbieten zu können.

Dabei geht nur allzu oft verloren, dass mit einer grundlegenden Funktionalität des heute schon Entwickelten vielen Menschen geholfen werden könnte. Es wird nach meiner Wahrnehmung zu wenig Zeit darauf verwendet, den Menschen, die einen Mehrwert davon haben, zu erklären, wie sie die aktuellen Versionen der smarten Gesundheitshelfer einrichten und jetzt schon zum Wohle ihrer Gesundheit nutzen können.

Gerade die unter uns, die am meisten profitieren könnten, chronisch kranke und ältere Menschen, werden dabei nicht mitgenommen. Auch junge, gesunde Menschen, die sich leicht tun mit neuen Technologien, mit der Einrichtung von Geräten und Verbindung mit dem Handy über WLAN oder Bluetooth, sind wichtige Nutzer, die Lösungen und Technologien zum Durchbruch verhelfen können. Am meisten profitiert aber eine Gruppe von Menschen, der sich diese Geräte nicht so leicht erschließen und die eine Hürde vor der Einrichtung und der Nutzung verspüren.

So entstand die Idee zu meiner Webseite www.meine-gesundheitshelfer.online und auch zu meinen beiden Büchern, „Gesundheit im Griff mit Apps und smarten Geräten" und „Apps für Nierenkranke".

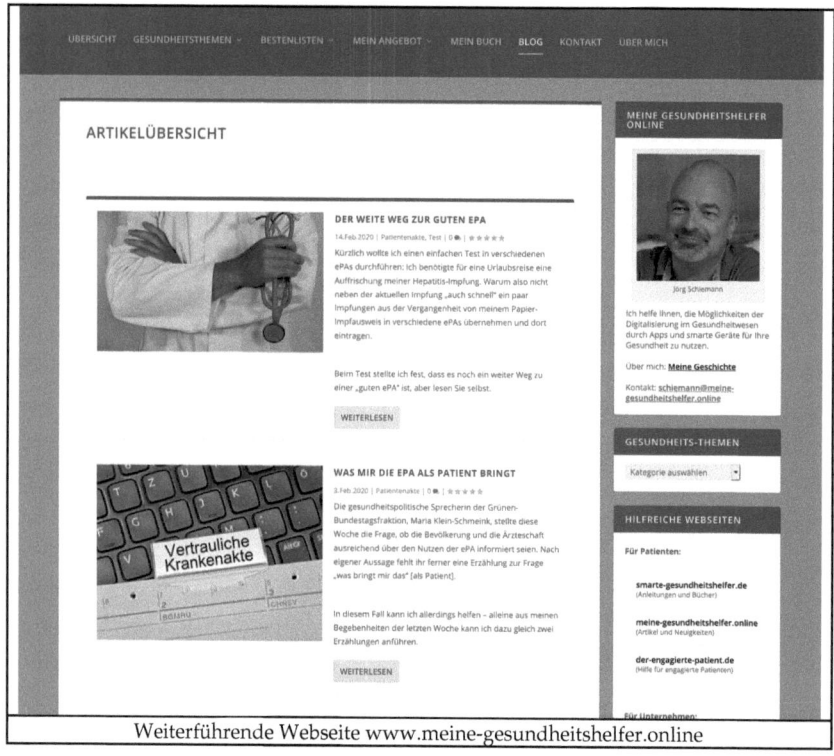

Weiterführende Webseite www.meine-gesundheitshelfer.online

Das Ziel ist, Menschen, die sich um ihre Gesundheit kümmern wollen oder kümmern müssen, ob gesund oder krank, zu helfen. Ihnen will ich

Informationen geben, welche Hilfsmittel und Möglichkeiten es gibt, was gerade neu erschienen oder vielleicht auch schon länger erhältlich und bloß weniger bekannt ist.

Auf der Webseite greife ich regelmäßig neue Tests von smarten Gesundheitshelfern auf und erkläre die Ergebnisse, beispielsweise welche Geräte etwas taugen, wo – insbesondere beispielsweise bei Genauigkeit und Zuverlässigkeit – aufzupassen oder was gar zu vermeiden ist.

Ich berichte, welche – aus Unwissen oder mangels eigener Erfahrung – vielleicht komplex erscheinenden Hilfsmittel gar nicht so schwierig zu nutzen sind. Dazu gibt es auf der Webseite www.meine-gesundheitshelfer.online immer wieder kleine Artikel und Videos, die die Verwendung erklären und eine Nutzung durch den Leser oder Zuschauer zum Wohl seiner eigenen Gesundheit motivieren sollen.

Dieses Buch hat dasselbe Ziel – einen Überblick zu geben, welche smarten Gesundheitshelfer es für Patienten mit einer Nierenerkrankung gibt, wozu und wie man sie verwenden kann und bei ersten Schritten in der Nutzung zu unterstützen.

Aber es passiert viel in diesem Kontext und ein Buch oder eBook kann trotz regelmäßiger Aktualisierungen nicht immer alle neuen Entwicklungen beinhalten. Auf dem Laufenden zu Entwicklungen von smarten Gesundheitshelfern können Sie deshalb in Zukunft auch über die folgenden Kanäle bleiben:

- einen (aktuell monatlich versendeten) Newsletter
  (www.meine-gesundheitshelfer.online / newsletter)
- die Webseite www.meine-gesundheitshelfer.online
- die dazugehörige Facebook-Seite
  (www.facebook.com / MeineGesundheitshelfer)

Über Ihre Fragen, Ihre Meinung, Ihre Erfahrungen und Feedback freue ich mich. Sie können auf den folgenden verschiedenen Wegen mit mir Kontakt aufnehmen:

- in der geschlossenen Facebook-Gruppe MeineGesundheitshelfer (Beitritt einfach beantragen)
- per E-Mail direkt an schiemann@meine-gesundheitshelfer.online